战场伤员医疗后送

邬小军 主编

清华大学出版社
北京

内 容 简 介

本书从战场伤员医疗后送的基本认识、力量、组织与实施、特殊伤员医疗后送等方面详细介绍了战场伤员医疗后送基础知识和组织实施方法程序,为提升部队卫勤保障水平提供理论支持。本书可作为《战场伤员医疗后送》线上慕课的配套教材,也可为广大指战员组织卫勤战备训练提供参考。

图书在版编目(CIP)数据

战场伤员医疗后送/邬小军主编. —北京:清华大学出版社,2021.9
ISBN 978-7-302-58889-4

Ⅰ.①战… Ⅱ.①邬… Ⅲ.①战场-伤员-卫勤运输 Ⅳ.①R821.4

中国版本图书馆 CIP 数据核字(2021)第 166177 号

责任编辑:孙 宇
封面设计:吴 晋
责任校对:李建庄
责任印制:刘海龙

出版发行:清华大学出版社
  网 址: http://www.tup.com.cn,http://www.wqbook.com
  地 址: 北京清华大学学研大厦 A 座 **邮 编:** 100084
  社 总 机: 010-62770175 **邮 购:** 010-62786544
  投稿与读者服务: 010-62776969,c-service@tup.tsinghua.edu.cn
  质量反馈: 010-62772015,zhiliang@tup.tsinghua.edu.cn
印 装 者: 三河市国英印务有限公司
经 销: 全国新华书店
开 本: 165mm×235mm **印 张:** 9.25 **字 数:** 139 千字
版 次: 2021 年 9 月第 1 版 **印 次:** 2021 年 9 月第 1 次印刷
定 价: 98.00 元

产品编号:085285-01

编 委 会

主　编：邬小军

副主编：李　晃　张　蕾

编　者：（排名不分先后）

李　佳　王　超　李振彪　杨卓轶

付　磊　汪陈应　黄　悦　武凌川

前 言

　　纵观历史长河，人类社会的发展始终伴随着大大小小的战争，战争不断促进人类文明的发展，人类文明又改变着战争的目的和形式。现代战争，越来越受到人类文明的影响，为人类的战争戴上了制约的枷锁，使人类战争观逐渐变得更加文明。尽力挽救在战场上受伤士兵的生命已经达成一致的共识！当前，"医疗与士兵同在"的理念，越来越得到世界各国军队认同，战场"零伤亡"更是成为发达国家军队追求的目标。而要实现这一切，都必须建立在战场伤员能够得到及时救治和快速后送的基础上。因此，战场上伤员医疗救治和及时后送得到极大的重视，相关卫勤理论和保障条件也有了快速的发展，特别是战场伤员快速安全的后送成为世界各国军队现代卫勤保障的重中之重！

　　战场伤员医疗后送是作战卫勤保障的核心工作，它不仅关乎受伤官兵的生命，还直接影响一线官兵的士气，因此它是决定作战胜败重要的因素。上至指挥员、下至普通士兵都非常关注战场伤员医疗后送，都希望负伤官兵能尽早地得到适当、专业的救治。卫勤保障应该贯彻"医疗与士兵同在"理念，遵循"铂金十分钟、黄金一小时"时效救治的要求，使广大官兵受益于按照现代卫勤分级救治原则、使用"海、陆、空"后送工具构建的立体医疗后送体系，感受到"受伤身边有人救、治、送结合快又妥，专业手段促康复，身心疗养返健硕"卫勤保障效果。如何才能组织好战场伤员医疗后送？运用哪些后送车辆、船舶、列车、飞机？怎样把握好战场伤员的搜寻、救治和后送等各个环节都是必须要关注的问题，是现代卫勤需要解决的问题，也是关心战场伤员医疗后送的广大官兵想要了解的问题。

　　阅读本书能够让你很快了解卫生勤务学核心的知识"伤员医疗后送",让你明白作战卫勤保障的卫勤力量是如何通过医院船、救护艇、卫生飞机、救护直升机、卫生列车、装甲救护车等各种后送工具,从陆地、海上、空中把伤员安全快速地送往后方,同时,深入了解战场伤员医疗后送组织实施的方法、流程、标志,还可以了解先进的救护无人机、全地形救护车等情况,为进一步学习联合作战卫勤保障打下坚实基础。本教材使用的部分图片来源于军队和其他公开媒体,在此,感谢视频和图片原提供者。

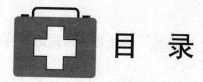

目　录

第一篇
战场伤员医疗后送的基本认识

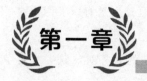

第一章

医疗后送概述

第一节　现代战争医疗后送

　　战争是残酷的,因为它会给人类带来伤亡,第一次世界大战席卷 33 个国家,6 500 万人被卷入战争,伤亡人数超过 3 000 万,第二次世界大战死亡人数超过 2 亿,其中我国死伤就达 3 500 万人,数据源于《中国人民志愿军抗美援朝战史》,这一串串冰冷的数字代表着一个个宝贵的生命离我们远去。随着军事技术的不断进步,武器杀伤力不断增强,未来战场伤员伤情愈加复杂,发生的数量和分布也将打破常规,伤员对战场救护和快速后送的需求,推动了现代医疗后送的产生和发展。

　　美军将战场伤员救治与医疗后送作为两项工作组织实施,其医疗后送工作,是使用各种运输工具将伤员快速送往后方,在后送过程中提供医疗救护。

　　我军传统的医疗后送是指卫勤部门组织医疗后送力量,将战场伤员转送到后方而实施的分级救治和医疗后送工作。

　　现代医疗后送应该是为了尽快将战场伤员送往后方,使之尽快得到优良专业的医疗救治而组织各种运输力量和伴随医疗力量,实施的具有持续医疗救治作用的快速后送工作。重点是快速后送和后送中提供伴随医疗救护。因此,本课程着重介绍了战场伤员的后送,及其在后送中组织不间断的医疗救治,以及与之相关的救治与后送体系。

一、现代战争医疗后送的特点

　　伊拉克战争中,美国军队非常重视医疗后送工作,强调建立后送组织体

系,强化指挥协同,严密组织快速立体后送。现代战争医疗后送有以下四个突出特点:

第一,医疗后送对象的特殊性。现代战争医疗后送的服务对象是一类特殊人群,即伤员。在运输过程中,伤员处于被伤病折磨和生命不稳的状态,必须是在有医疗护理人员和有医疗监护的条件下运输,在运输过程中应给予必要的医疗处置和生活照顾。

第二,后送环境的差异性。不同运输工具的运行环境条件和要求各不相同,对运输对象的影响也不一样,若不加以防范则会对伤员造成新的伤害,甚至带来生命危险。因此,在伤员立体后送的运输中必须采取特殊的、有针对性的医疗护理措施。

第三,救治后送的联合性。医疗后送与其他运输保障不同,在伤员的运输过程中,既存在着运输安全保障,又存在着对伤员的医疗保障,必须明确各部门、各机构的职责,建立完善的协同机制,保持密切的信息沟通,严格、周密和准确地组织实施。

第四,组织指挥的多元性。医疗后送是一个多部门协同,多方联合组织实施的系统工程,是一个多方信息沟通、协调、转达与反馈的过程。在组织指挥工作中,指挥人员能够准确地把握运行时间、运行过程、到站地点、气象状况、保障情况,以及伤员每时每刻的动态变化,提前组织和安排好伤员的医疗救治。

二、现代医疗后送的地位作用

医疗后送在联合作战中到底有什么样的地位作用呢?主要有以下三方面。

第一,医疗后送对作战起重要的支援作用。战争取胜有两个关键因素,一是有效杀伤敌人,二是尽量保存自己。医疗后送就是保存自身战斗力的有效途径。2001年10月1日至2011年12月31日期间,美军在伊拉克和阿富汗战场共后送6.2万余名伤员,相当于补充了6个旅的战斗力;我军在抗美援朝战争中,医疗后送伤员总数有36万余名,有效保存了志愿军战斗力,为战争最终取得胜利奠定了基础。

第二,医疗后送影响作战决策和成败。伤员能否快速脱离现场得到及时救治,是指挥员作战决策时需要综合考虑的重点问题。一旦伤员在一线滞留过多,伤死率过高,不但会迟滞作战行动,更会影响兵心士气,造成战斗力大幅度下降,从而影响战局成败。后送及时高效,就会让参战官兵既有杀敌勇气,又有保命底气。在朝鲜战争中,我军仅利用铁路就后送伤员十多万名,相当于补充了10个师的战斗力,在很大程度上缓解了兵力不足的压力,提升了志愿军官兵的士气,也成为医疗后送历史上的经典案例。

第三,医疗后送是时效救治链条的关键环节。在战场上,时间就是生命!迅速后送伤员,并使其获得及时救治,是降低伤员死亡率的有效手段。1985年老山防御作战中,某师对火线伤员的后送时间与阵亡率比较,可进一步说明伤员后送速度与阵亡的关系。

下表中数据是甲、乙、丙三个团伤员后送时间与伤员阵亡率的统计表(表1-1-1)。表中显示,甲团前4小时,仅有20.3%的伤员送到团救护所,4～8小时送了28.8%,直到16小时后伤员才全部送到,并且最后4小时送到的伤员数量占到37.4%,导致伤员阵亡率高达27.2%;与甲团区别较大的是丙团,丙团前4小时就完成了87.2%的伤员后送,12小时以内完成了全部伤员后送,伤员阵亡率仅为13%,比甲团低了50%多。这说明快速高效的医疗后送可以有效提升伤员救治成功几率,伤员后送时间越短,伤员阵亡率就越低。

表 1-1-1　伤员后送时间与伤员阵亡率的统计表

单位	阵亡占伤亡%	伤员送到团救护所时间(小时)				合　计
		<4	<8	<12	<12	
甲团	21.2	20.3	28.8	13.5	37.4	100.0
乙团	19.3	76.1	9.9	5.6	8.4	100.0
丙团	13.0	87.2	8.5	4.3		100.0

三、未来联合作战医疗后送的要求

首先是快速高效,确保安全。加快伤员后送速度,缩短后送时间,为伤员的救治工作赢得宝贵时机,同时确保安全后送,防止后送途中因遭敌打击、意外事件或不良环境因素等引发对伤员的二次伤害,加重伤情。

其次是治送结合、两面兼顾。医疗与后送密切结合,医疗是主导,后送是辅助,为了彻底治愈伤员,必须实施积极的医疗,使伤员尽快到达确定性救治机构。

再次是前后继承、紧密衔接。伤员的后送是由多个部门共同参与的活动,各部门必须周密计划、预有准备、协同动作、紧密衔接,共同减轻环境对伤员伤病情的影响。

最后是统一指挥、密切协同。医疗后送是卫勤保障与运输保障融于一体的综合保障,其组织指挥是卫勤与作战、运输部门的联合指挥,特别是在伤员空运后送与海上后送组织指挥中,必须在作战部门的统一计划安排、统一指挥控制下组织实施。

通过本节,我们学习了什么是现代战争医疗后送,以及它的主要特点和作用,了解组织联合作战医疗后送的要求。面对未来战争,让我们一起努力,力争把伤亡数字降低为零。

随堂测试题:

1.【判断题】战场伤员医疗后送的有效实施对作战胜负有很大影响。

    A. 正确　　　　　　B. 错误

2.【判断题】现代战争伤员数量呈现增多的趋势。

    A. 正确　　　　　　B. 错误

3.【多选题】现代战争伤员救治与后送通常分级实施,可以分为以下层级:

    A. 急救　　　　B. 紧急救治　　　　C. 早期救治　　　　D. 专科治疗

4.【判断题】现代战争医疗后送阶梯呈减少趋势。

    A. 正确　　　　　　B. 错误

5.【判断题】快速的医疗后送可以有效提升伤员救治成功几率,伤员后送时间越短,伤员死亡率就越低。

    A. 正确　　　　　　B. 错误

6.【判断题】伤员能否快速救治与后送,与指挥员作战决策的关系不大。

    A. 正确　　　　　　B. 错误

第二节 医疗后送体制

战场救治和后送伤员是我们卫勤保障的核心任务,从古至今也是一项艰巨的任务。要圆满完成战场的医疗后送任务,必须构建一整套医疗后送体系,严格遵循相关的后送制度。

一、医疗后送体制的历史沿革

医疗后送体制是战时伤员医疗后送工作的组织体系及其制度的总称。它的作用主要有两点:一是要确保伤员在黄金时间内得到恰当地救治,二是确保伤员可以快速地向后方医疗机构转移。

医疗后送体制是随战争而生的,是在实战中不断总结完善而来,回顾整个形成演变过程,大致可分为"就地治疗、单纯后送、分级救治"三个阶段。

(一)就地治疗阶段

在冷兵器时代,当时作战产生的伤员数量不多、伤类单纯,前方和后方医疗技术、设备等救治条件差别不大,受到我们的运输工具限制,伤员主要在战场附近就地治疗、交民间治疗、随军治疗。

我国古代兵书《武经总要》记载:"凡军行士卒有疾病者、阵伤者,每军先定一官,专掌药饵、驮举及扶养之。人若非贼境,即所在寄留,责医为治,并给从头开始;若在贼境,即作驮马辇及给谦将之,随军而行。"意思是说行军打仗的战士发生伤员,每个队伍选一个人,这个人专门掌管药品和牲畜的饲料,这个人用马带着伤员随军而行并进行照料。若周围没有敌人,就在当地找地方住下,找来医生为其治疗;若有敌人,就用马驮着伤员加速转移。

(二)单纯后送阶段

到了 19 世纪中叶,战争从冷兵器时代进入热兵器时代,战争规模不断扩大,伤员数量也不断增多,就地治疗已经不能满足伤员救治需要,伤员救治的方式也开始从就地救治和随军治疗发展为后送到后方医疗机构治疗,形成了

7

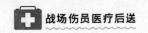

单纯的伤员后送。

在 1854 年的克里米亚战争中,英国、法国、土耳其和俄国参战,战争产生了大量伤员,英国的参战战士死亡率高达 42%。就在这个时期,英国出现了一个伟大的民族英雄——南丁格尔,她主动申请担任战地救护任务,于是率领 38 名护士抵达前线,创立了战地看护事业。战场伤员在她们认真的护理下,仅仅半年时间,伤兵的死亡率就下降到 2%。

(三)分级救治阶段

第一次世界大战时,战争规模日趋扩大,武器杀伤威力增强,参战人数大幅度增加,后送距离随着作战范围扩大而不断延长,大批量伤员从战场向后方转移时,由于中途很少给予伤员必要的治疗,造成了后送和治疗脱节,增加了伤员的痛苦同时又造成了大批量伤员死亡。这就迫使人们寻求后送途中减少死亡的方法,即在后送救治的基础上,设法将救治与后送结合起来,对伤员实施分级救治,于是分级救治体制便应运而生。

第二次世界大战期间,各交战国军队普遍实行了这种分级救治体制。比如,美国的医疗后送阶梯设置共分为 5 级(图 1-2-1),保障范围从战区作战地带一直延伸到美国本土,强调一切以伤员尽快得到医疗机构的救治为最终目的。

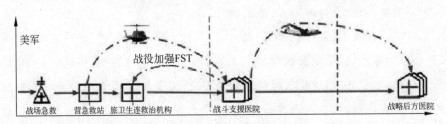

图 1-2-1　美军医疗后送阶梯图

二、我军医疗后送体制的形成

(一)"三区七级"医疗后送体制的形成与发展

我军建军初期,由于尚未建立巩固的革命根据地,没有统一的大后方,卫勤力量薄弱,伤员主要是安置在群众家里和当地医院进行治疗。抗日战争时期,大部分伤员在各军分区范围内治疗,有的安置在群众家里,有的直接送到根据地后方医院。解放战争时期,开始实行比较正规的分级救治,伤员以逐级后转为主,后送工具主要有担架、马车,部分使用汽车。在抗美援朝战争中,我军初步形成了"三区七级"医疗后送体制,并在中印和中越边境自卫反击作战中逐步完善,后送工具也逐步有了救护车、装甲救护车、卫生列车、直升机、运输飞机和运输船等。

我军很长一段时间是按照"三区七级"的医疗后送体制,实施伤员后送保障的。"三区"即战术后方区、战役后方区和战略后方区。"七级"是指从前方到后方,按照部队建制和保障区域设七级医疗救治机构,便于伤员在没有后送条件时都能够得到及时的救治,在很长一段时间内发挥了重要的作用。

(二) 联合作战采用的医疗后送体制

针对联合作战的联合保障,多数国家军队采取的四或五个层级设置的医疗后送体制(图 1-2-2)。战现场急救为第一级,主要由营救护站、舰艇救护站等卫生机构承担;紧急救治为第二级,主要由旅救护所、场站救护所、编队救护所等机构承担;早期治疗为第三级,主要由野战医院、医院船等机构承担。同时,野战医院、医院船还可承担部分专科治疗;专科治疗和康复治疗为第四级,主要由后方医院、疗养院等机构承担。

我们也可以借鉴参考美军、北约等战场救治经验,原来的"三区七级"救治阶梯可以优化为"三区四级"。三区:战术、战役、战略,战术区可根据时效救治要求再分为战术前沿和战术后方。四级:第一级为战术前沿区营卫生排或救护站、舰艇救护所,承担现场急救任务;第二级为战术后方区旅卫生连或(师、旅、团)救护所、编队救护所、救护艇医疗队、码头救护所、场站救护所,承担早期救治任务,重点突出伤员紧急救命手术与快速后送;第三级为战役后方区野战医院、基地医院、医院船,承担早期和部分专科救治任务;第四级为战略后方区的后方医院和疗养院,承担伤员确定性的专科治疗和康复治疗任务。分区分级是基本原则,但分几区分几级要根据实际情况灵活掌握。战时可根据战场安全环境、伤员发生数量和时空分布、医疗后送工具以及条件等情况,

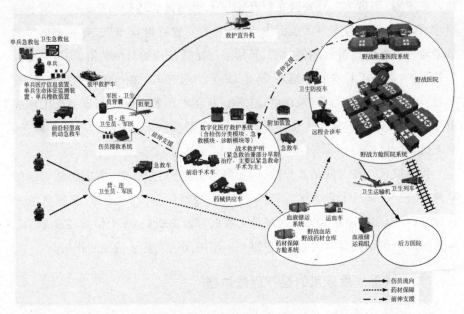

图 1-2-2　外军医疗后送体制图

灵活调整设置救治层级,总的趋势是按照时效救治要求做到力量尽可能前伸、层级尽可能简化。

　　以后可能实施的医疗后送体制,都必须是根据部队卫生机构编设情况,按照救治任务划分的,进一步精简伤员救治层级和后送阶梯,使伤员能够实现快速从战场一线向后方医疗机构后送,并且在整个过程中可以持续得到适当合理的医疗救护。

三、未来联合作战医疗后送体制的发展趋势

　　未来联合作战医疗后送体制会随着战争发生变化而不断更新发展,其目的就是与作战需求相适应。在联合作战卫勤保障需求下,我军未来医疗后送体制建设应符合以下趋势:

　　一是从"多"向"简"转变。随着军事编成层级不断减少,战救技术的发展,以及快速后送工具的升级,救治阶梯将进一步优化精简,在确保伤员救治质量的前提下,实现后送阶梯从多到简的转变。

二是从"直线型"向"网络型"转变。信息化战争伤员发生空间扩大，不但发生在前线，在纵深也有，如指挥机关、机场、码头、导弹阵地等，伤员流向不规则，可能形成网状。

三是从"箭头型"向"哑铃型"转变。既往救治阶梯是前方力量少，越往后越重，多为"箭头形"；未来将加强前沿救治力量，中间使用快速后送装备使伤员尽快通过，到达后方优良救治机构，因此，救治阶梯可能是"哑铃型"。

本节，我们共同学习了医疗后送体制，了解了其形成所经历的三个历史阶段，认识了我军"三区七级"和现行的"四级"医疗后送体制的基本内容，最后，对未来发展趋势进行了展望。医疗后送体制是在战争中凝结的法宝，只有掌握它用好它，才能确保战场伤员救治工作顺利完成。

随堂测试题：

1.【单选题】医疗后送的形成过程大致可分为以下几个阶段。

　　A. 单纯后送　　　B. 就地治疗　　　C. 分级救治　　　D. 立体后送

2.【单选题】以前的"三区七级"医疗后送体制的"三区"不包括：

　　A. 战术区　　　　B. 战役后方　　　C. 战略后方　　　D. 敌占区

3.【多选题】现代战争伤员医疗后送方式包括：

　　A. 陆上后送　　　　　　　　　B. 海上后送

　　C. 空运后送　　　　　　　　　D. 联合立体后送

4.【判断题】医疗后送体制不会随着战争样式而改变。

　　A. 正确　　　　　　B. 错误

5.【判断题】医疗后送体制是指伤员从火线后送到后方的组织体系与制度。

　　A. 正确　　　　　　B. 错误

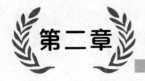

第二章

医疗后送形式

第一节　陆上医疗后送

陆上医疗后送是指战时利用陆上运输工具,在陆地上进行的伤员医疗后送,是最传统的医疗后送方式。比如,陆军、火箭军在战术区多利用野战急救车、全地形救护车、装甲救护车、伤员运输车等多种运输工具实施医疗后送,联合战役后方利用汽车、卫生列车进行后送,并对运输途中伤员进行医疗监护和救治。

一、陆上医疗后送的起源与发展

我们说陆上医疗后送是最传统的方式,是因为医疗后送从最早开始就是利用人力车或畜力车将伤兵进行后送,当时后送工具简陋,只有运输功能,没有任何照顾和护理的功能,更不用说具有医疗救治功能了。

到了近代,战场救护才有了救护车。一开始主要是用于运送伤员的专门车辆,有人还安置了放担架的装置,后来发展成为可以同时装载医护人员和救治装置的救护车。第一次世界大战以来,发达国家军队在战术区普遍使用救护车后送伤员。第二次世界大战期间,野战救护车成为陆上伤员后送的主要工具。后来,还改装了卫生列车实施大规模的陆上长距离的医疗后送,将大批量伤员回送到后方。

二、我军陆上医疗后送的发展与主要装备

我军在红军时期,伤员主要是靠担架后送,极少能有车辆实施伤员后送。

到了抗日战争时期,才开始有了少量的救护车。解放战争时期,战场伤员救护依然以担架为主,在伤员送往后方时才有运输车或少量的救护车。

新中国成立后,在朝鲜的志愿军配备了部分运输车和救护车后送伤员,运送到我境内又采用了改装卫生列车 156 列次后送伤员,形成了比较完善的陆上医疗后送体系。中印边境自卫反击作战时,作战部队配备了少量的野战救护车,在伤员后送中发挥了重要的作用。中越边境自卫还击作战期间,作战部队在师团配备了野战救护车,加快了伤员后送到野战医院和空运中转站的速度,使用了各种类型卫生列车 16 列,后送伤员 121 列次,极大地减少了伤死率和伤残率。

三、未来陆上医疗后送的发展趋势

未来战争,虽然伤员后送以尽可能立体快速后送为基本原则,但陆上医疗后送依然是主要依托,各军兵种在战役后方及其战略后方医疗后送,很大程度上是陆上医疗后送。特别是联合作战时,要建立军民融合的卫勤保障体系,海上、空中医疗后送必须依托陆上医疗后送才能共同构建立体医疗后送体系。因此,陆上医疗后送不但是最传统的后送方式,未来仍然是联合作战伤员医疗后送的重要方式,是作战卫勤保障的基础方式。

未来陆上医疗后送将使用更加先进的后送工具,比如,战术区除了有条件时使用直升机救护外,还将大量使用野战急救车、野战装甲救护车、全地形救护车后送伤员,还可以使用无人机和卫救机器人实施伤员搜救、搬运和后送。

本节,我们了解了陆上医疗后送是伤员医疗后送工作的起源和基础,随着战争的发展,应不断加强对陆上医疗后送智能化无人装备的研究,为做好未来联合作战立体医疗后送打下坚实的物质基础。

随堂测试题:

1.【单选题】陆上医疗后送的方式中,适合大规模长距离医疗后送任务的是:

  A. 野战救护车　　　　　　　B. 装甲救护车

  C. 救护直升机　　　　　　　D. 卫生列车

2.【单选题】我军最传统的后送方式为：

    A. 陆上医疗后送　　　　　　　　B. 空中医疗后送

    C. 水上医疗后送　　　　　　　　D. 立体医疗后送

3.【多选题】陆上医疗后送的主要工具是：

    A. 野战急救车　　　　　　　　　B. 全地形救护车

    C. 装甲救护车　　　　　　　　　D. 伤员运输车

4.【判断题】陆上医疗后送应由战区统一指挥。

    A. 正确　　　　　　　　　　　　B. 错误

5.【判断题】未来战争，虽然伤员后送以立体快速后送为基本原则，但陆上医疗后送依然是主要依托。

    A. 正确　　　　　　　　　　　　B. 错误

第二节　海上医疗后送

海上医疗后送是指用船舶、直升机或飞机从一定海域向大陆或岛屿转送伤员的活动。远距离的海上医疗后送，经常需要通过单舰、医院船、卫生运输船、直升机或飞机后送。

公元前 5 世纪，古希腊和古罗马舰队的一些船只就被指定作为收治与后送伤员的医用船。俄国海军于 1715 年首先在波罗的海舰队配备了医院船。美国内战时期，曾广泛地使用卫生运输船救治和后送伤员。第一次世界大战后，美英等国开始用客轮加改装成医院船，从此开始了海上医疗与后送的新纪元。

海湾战争中，美军使用了"仁慈"号和"舒适"号医院船救治伤员和使用舰上直升机后送伤员。

我军自 20 世纪 70 年代后期开始改装医院船，Y833 代医院船于 1990 年正式命名为"南康"号医院船，船上设有 100 张床位，编随船医疗队人员。2008 年服役的 866 号"岱山岛"号制式医院船，也就是享誉世界的"和平方舟号"医院船，船上设施设备先进，相当于三级医院水平，配设 CT 室、DR 室、特诊室、10 张手术床等，设有重症监护、重伤、烧伤等各类医疗床位。

经过多年建设与实战经验,我军海上医疗后送已经完成了从无到有的发展过程并逐渐趋于成熟,下面我们从几个方面来进一步认识海上医疗后送。

一、海上医疗后送的组织体系

海上医疗后送的组织体系应包括海上后送的指挥机构、医疗后送船只、海上医疗队和救护直升机等军地力量。伤员海上后送需要指挥机构与各军种和相关地方政府共同协同,才能圆满完成。

海上医疗后送的运输工具十分丰富,包括了水面、水下、空中等多种形式。

医院船为海上医疗后送体系的中心,充当海上野战医院、完成伤员的早期治疗和部分专科治疗任务。

卫生运输船通常由普通运输船和民用滚装船或加改装的两栖舰船担任,主要担负海区伤员的后送任务。

救护艇是具有一定医疗条件的快速轻型卫生船舶,担任作战海域伤员紧急的医疗处置和短程快速后送任务。

在中远海作战情况下,通常需要建立以医院船为中心的海上医疗后送平台,救护艇、卫生运输船、救护直升机、水上飞机作为支撑,再与固定翼飞机和其他舰船,共同构成海上医疗后送体系,完成伤员海上立体医疗后送。

二、海上医疗后送的组织方式

海上医疗后送主要用于登陆作战、海上作战,其组织方式复杂多样,具体应视作战任务、规模及保障要求而定,其中最常见的包括以下四种。

一是舰艇返航带回。多用于单舰活动、舰艇在海上执行护航、巡逻、警戒任务。

二是直升机后送。利用直升机从舰艇或海上救护和后送伤员并担任从医院船、卫生运输船后送危重伤员的任务。

三是利用返航空船后送。补给船、运输船、拖船等在完成对海上编队的补给任务返航后,将海上编队的伤员带回。

四是使用卫生船舶后送。利用医院船、卫生运输船、救护艇,直接实施对伤员的医疗与后送。

当在近海区作战时,也可动员民用渔船、海防部队的船只,参加海上伤员后送工作。

当出现伤员急需通过敌人海上封锁线且海上空域没有制空权时,还可以使用潜水艇、水下补给舰等,将伤员由水下后送。

三、海上医疗后送的工作程序

海上医疗后送的工作程序通常分为准备、展开和撤收三个阶段。

准备阶段:后送运输舰船所在单位接到上级命令后,向所属人员传达任务,做好动员,按出航部署检查并备好各种设施,根据任务做好物资补给工作,进行卫生整顿,检查并携带医疗装备和必需的物资,迅速组织登船。

展开阶段:后送舰船行至指定海区,按照收容伤员工作程序展开。组织伤员换乘收容、伤员收容分类、按救治任务要求进行伤员护理、组织实施海上运送伤员、协助收容单位做好伤员换乘工作。

撤收阶段:待伤员全部移交后,进行舱室清洁,物资整顿、补充、存放和总结工作。无新任务时,后送运输舰船按上级指令撤出战区返回原驻地,卫勤人员带携行物资撤离,返回原医疗机构。

最后,来看海上医疗后送的工作协同。

海上医疗后送组织指挥并不是由卫勤部门一家完成,其任务是由联合作战指挥机构的作战、运输、政工、卫勤等多部门协同配合完成。

一是作战和战勤部门的协同,包括海上作战集团根据战斗态势、航道条件及气象、海况等情况,下达伤员后送行动指令,编队指挥所根据指令计划,组织配属的运输船实施伤员后送。

二是卫勤部门的协同,包括战前做好组织计划,规定伤员后送程序和要求,必要时与相关的部门联合组成伤员后送机构。在战斗中,应及时了解上级后送情况,与运输部门保持密切的联系,组织伤员的前接和后转;紧急情况下,请求抽派人员或运输工具协助工作。

三是运输部门的协同,包括组织计划筹措后送运输船舶,从多方面动员筹划足够的运输力量,做到伤员专用运力与回程运力相结合、军内运力与地方支前运力相结合。

四是其他相关部门的协同,如政工部门按规定处理伤死烈士的善后事宜,军需部门对后送伤员提供生活物资保障,做好替换被服的储备与供应等工作。

本节我们学习了海上医疗后送,了解了它的组织体系、实施方式、工作程序以及主要的协同工作,随着海外军事任务的拓展,海上医疗后送的作用和地位将愈加重要,如何做到与未来联合作战相适应,更好地完成海上伤员医疗后送任务,需要在以后的工作和实战中不断探索和研究,以更好地解决海上医疗后送的重难点问题。

随堂测试题:

1.【判断题】海上医疗后送由海军负责实施。

A. 正确 　　　　 B. 错误

2.【判断题】海上作战卫勤保障通常采用多种运输方式立体后送。

A. 正确 　　　　 B. 错误

3.【单选题】海上伤员医疗后送最常用运输工具是:

A. 气垫船 　　 B. 救护艇 　　 C. 水上飞机

4.【多选题】海上伤员医疗后送体系构成可以包括:

A. 海上医疗队 　 B. 救护艇 　　 C. 救护直升机

5.【多选题】海上制式卫生船舶包括:

A. 气垫船 　　 B. 救护艇 　　 C. 医院船

第三节　空运医疗后送

空运医疗后送是指采用飞机、直升机等航空器后送伤员的活动。是伤员后送的重要方式。空运后送快速,不受地形影响,没有绝对的禁忌证。

在拥有制空权的条件下,由于其快速高效、不受地形限制、遭袭几率较小,故而成为伤员后送的重要手段。尤其是在外军,空运后送体系经过了几十年的发展,已相当完备。

让我们共同来回顾一下空运医疗后送的发展历程吧。

一、空运医疗后送的发展历程

（一）空运医疗后送的早期形成

1910 年，两名美国陆军军官首次改造了一架双翼飞机运送了一名伤员。1915 年，法国人用飞机从塞尔维亚后送了一名伤员。两次世界战争，飞机作为安全有效的工具可以长距离运送伤员已得到认可。1920 年初，一名地方工程师对 De Havilland DH-4A 飞机进行了改进，这种飞机曾在美国西南部被广泛使用。第二次世界大战中，飞机性能迅速提高。由于飞机更大、更快、更舒适，空运医疗后送的主要作用是将大量的稳定性伤员从战区转送到后方更高一级的救治机构或本国的医疗机构。

（二）空运医疗后送的中期发展

1950 年的朝鲜战争中，美国空军军事飞行运输系统（MATS）负责将伤员从日本空运到美国。到战争结束时，用装甲货物车运送战区的患者超过了 3.1 万名，而用 MATS 运送回美国的伤员则超过了 4.3 万名。另一个重要的发展是采用直升机可直接快速地将伤员从战场转运到后方。美军伤死率由此下降了 50%。

再看看越南战争中，美军在越南将空运医疗后送理论运用并得到了深入发展。直升机救援系统取得了巨大的成功，大部分伤亡人员都能在受伤后 20 分钟内，从战场被转送到能提供确定性治疗的机构。此后不久，飞行速度更快、噪音更小的 C-130E"大力士"投入使用，每两个星期能够提供一次预定的、专用空运医疗后送保障。

（三）空运医疗后送的近期变革

1990—1991 年的海湾战争中，共计有 1 950 名空运医疗后送人员被调派支援"沙漠盾牌"行动和"沙漠风暴"行动，每天运送 3 600 名战区内伤员至沙特阿拉伯和周边国家，当战争结束时，有超过 1.25 万名伤员被货机成功转运。再来看伊拉克战争，自 2003 年伊拉克战争开始，美军的医疗后送就形成了"重两头、伸中间"的模式。美军使用了新型救护直升机(HH-60L),在复杂困难环境和战术状态下快速后送危重伤员并在途中给予治疗。一年之内后送的伤员约 1 000 余名,伤死率仅为 1.7%,为美军二战以来最低值,空运后送对减少美军的伤死率发挥了重要作用。

二、我军空运医疗后送的形成与发展

在当今,不断发生的小规模军事行动中,空运医疗后送使伤员能够被远距离运送并接受确定性治疗。目前大部分国家的军队都比较认可空运医疗后送是运送伤员首选的后送方式。

(一)我军空运后送的初期形成

我军经过上世纪的对越自卫反击作战和几次规模灾害救援,空运后送正在迈入关键的转型期。最早在中越边境作战中探索了战时伤员空运后送的新途径。在 1984—1988 年的老山地区边境作战中,首次实施了大规模长时间的航空医疗救援,正式成立了航空医疗救援机构并在实战中完善了一整套航空医疗救援组织工作机制。但随后由于和平时期导致战时临时性较强的航空医疗救治组织机构随之解散,数十年来空运医疗后送保障体系建设趋于缓慢。

(二)我军空运后送在实践中发展

后来,军队参加了大量的抢险救灾任务,在灾害救援中形成了军民融合空运后送的新模式。1976 年的唐山抗震救灾,是我国灾害救援空运后送的起点,在 20 天时间内使用军用、民用运输机和直升机近 500 架次,向全国空运伤员 2 万余名,占全部外转伤员的 20%。

2008 年汶川特大地震,民航共执行航空医疗转运伤员 6 000 余人,至此,空运后送已成为我国灾害救援的重要后送方式。

(三)我军空运后送发展的新平台

近来,部队训练任务加强,直升机救援也纳入训练,联合搜救和伤员立体后送受到重视,特别是海外人道主义救护、海外护航、国际维和等海外任务不断扩展,海外任务卫勤保障逐步成为跨域空运后送的新平台。自中国军队执行海外任务以来,各医疗分队负责伤员的前接后送,使空运后送得到了进一步发展。以第四批赴索马里维和医疗分队为例,一年中共完成空运后送 8.5 万公里。尤其是在 2016 年 5 月 31 日维和部队营地遭敌暴恐袭击后,维和医疗队深入受袭营地前接重伤员,并在全力抢救的同时,连夜向联合国申请紧急空运医疗后送,在受袭后不到 12 小时,空运后送重伤员至三级医院手术救治,很好地发挥了空运后送的时效作用。

三、伤员空运后送的实施步骤

下面,我们简单介绍一下伤员空运后送的实施步骤。

空运后送的实施步骤主要包括:部队提出空运后送的申请;负责空运后送的指挥机构制订空运后送计划;负责空运后送的航空兵部队派出运输飞机;后送部队对伤员进行空运前的医疗准备、按时运送伤员到登机点、组织伤员登机;空运后送医疗队实施空中医疗护理、组织伤员离机与交接等。

空运后送不但要按照以上步骤组织实施,还必须注意空运后送前要对伤员进行必要的医学检查和紧急处置,后送过程中随机空运后送医疗队按照空中医护要求时刻观察伤员病情变化,防止伤员在空中发生意外。

以上,我们介绍了伤员空运医疗后送,了解了它的形成演变过程以及组织实施步骤,空运医疗后送方式以其独特的特点优势必将在未来战场伤员救护中发挥更加重要的作用。

随堂测试题:

1.【多选题】空运后送伤员通常使用的运输工具是:

    A. 直升机   B. 卫生飞机

    C. 水上飞机   D. 客机

2.【判断题】战术区运用直升机后送伤员可以大大减少阵亡。

    A. 正确   B. 错误

3.【单选题】伤员远程医疗后送常用的运输工具是:

    A. 救护直升机   B. 运输机   C. 卫生飞机

4.【判断题】空运后送必须使用空运医疗队。

　　A. 正确　　　　　　　B. 错误

5.【判断题】战役后方空运后送可极大减少伤残率。

　　A. 正确　　　　　　　B. 错误

第四节　联合立体医疗后送

"联合立体医疗后送"是随着联合作战和陆、海、空卫生运输工具的发展而产生的。它的出现使联合立体伤员后送进入了一个陆地、海上、空中立体医疗后送的新时代,立体后送便成了战时官兵医疗后送的常规首选。

一、联合立体医疗后送的概念与特点

在《中国军事后勤百科全书·卫生勤务卷》中,对"伤员医疗后送"的解释为:向救治机构转送伤员的活动。为了更加突出联合立体医疗后送的本质特征,我们把联合立体医疗后送的基本概念解释为:通过空中、海上、陆地等立体后送方式,将批量伤员转送到后方或环境比较稳定的救治机构的联合运输保障活动。

联合作战是我军未来作战的主要作战模式,是我军编制体制调整后的新变化,卫勤保障要与联合作战相适应,医疗后送工作又该如何开展呢?

联合立体医疗后送与我们常见的以单一手段医疗后送的方式不同,它的后送方式包括了空中、海上和陆地等多种组合形式,保障活动范围包括了陆上、海上和空中的立体空间,是多种运输工具在多层次立体空间的联合医疗后送活动。

联合立体医疗后送根据后送方式的不同,采取不同的专用运输工具,这些后送工具相互配合,无缝衔接,共同完成联合作战伤员医疗后送任务。

二、联合立体医疗后送卫勤部门的主要工作

作为联合立体医疗后送的主体,我们卫勤部门主要承担哪些工作呢?

简单来说主要工作包括医、护和换三方面工作:

"医"就是伤员医疗。重点是保持对伤员的医疗措施的连续性，根据伤员病情的变化进行相应的急救和紧急救治；必要时，可以通过远程医疗系统，进行远程会诊或在专家指导下进行紧急医疗处置。

"护"就是伤员救护。重点是对伤员伤病情进行监护并采取必要的护理措施；了解伤员需求，实施伤员生活护理和心理辅导。

"换"就是伤员的交接与换乘。做好伤员换乘前的准备，协同组织伤员换乘，做好伤员医疗监护，补充医疗和特殊情况下的紧急处理工作，确保伤员能够顺利安全到达后方医疗机构。

三、组织联合立体医疗后送应重点关注的问题

在组织联合立体医疗后送过程中，有哪些需要重点关注的问题呢，主要有三个方面：

一是关注医疗。不同运输工具的运输条件和要求各不相同，对伤员的影响也不一样。伤员特殊的生理状态对环境条件十分敏感，对后送状态有特殊要求。如：无密封舱的直升机在飞行中，气压的变化可以引起伤员的病情变化；振动和颠簸往往使手术和静脉穿刺难以进行，医疗设备使用困难；舱室空间狭小，舱室环境污染，会造成伤员之间的交叉感染和传染病的流行等。因此，在伤员立体后送的运输中必须采取特殊的、有针对性的医疗护理措施。

二是关注衔接。伤员立体后送的运输过程中，经过多次换乘与转运才能到达目的地，伤员的医疗监护也是一个连续的不间断的过程。不管是在运输过程中，还是在不同的运输工具之间的转乘，对伤员的医疗监护与急救准备不能间断。所以，在伤员的立体后送工作中，必须明确职责，建立协同机制，保持信息的沟通，严格、周密和准确地组织实施。

三是关注协同。联合立体医疗后送组织指挥更为复杂，卫生部门的工作涉及前方和后方的多个医院、空运医疗队、海上医疗队、卫生列车医疗队以及伤员中转换乘站等。在具体工作中，卫勤部门要与多部门进行沟通协同，转达与反馈信息必须通过信息网络，提前向相关单位和技术人员预报伤员信息，使相关单位和人员能够及时准确地在机场、码头、车站换乘和交接伤员，提前组织和安排好伤员的医疗救治。

通过本节内容,我们认识了联合立体医疗后送,了解了其组织实施中应重点关注的问题以及卫勤部门所要承担的主要工作,联合立体医疗后送以其全能多维的特点优势,必将成为未来联合作战战场医疗后送的常规首选方式。

随堂测试题:

1.【判断题】联合作战更加需要联合立体后送。

　　A. 正确　　　　　　B. 错误

2.【多选题】伤员立体后送组织指挥通常有哪些部门参与:

　　A. 军需　　　　　B. 油料　　　　　C. 运输投送　　　　D. 卫勤

3.【判断题】高原边境作战不适用联合立体后送。

　　A. 正确　　　　　　B. 错误

4.【多选题】作为联合立体医疗后送工作的主体,卫勤力量主要参与哪些工作:

　　A. 医疗　　　　　B. 换乘　　　　　C. 后送　　　　　D. 护理

5.【判断题】伤员立体后送的过程中医疗护理措施不能有特殊需求。

　　A. 正确　　　　　　B. 错误

第二篇

战场伤员医疗后送力量

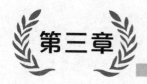

第三章

医疗后送分队

第一节　建制医疗后送分队

众所周知,战场伤员医疗后送主要由军队所属医疗后送力量负责实施,特别是战术区,基本都是由部队建制卫勤分队负责伤员的医疗后送。但你知道医疗后送力量有哪些类型吗?

一般来讲,医疗后送力量可以分为建制医疗后送力量和抽组医疗后送力量,下面我们一起来学习建制医疗后送力量的相关内容。建制医疗后送力量是指军队成建制的、以伤员后送工作为主的医疗后送力量,主要有部队医疗后送分队和后方医疗后送机构两个部分组成。

一、部队建制卫勤分队

首先,我们来了解一下部队医疗后送分队。部队医疗后送分队(图 3-1-1)

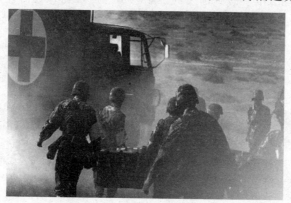

图 3-1-1　部队医疗后送分队

是指师以下部队建制的卫生机构,在战时展开的医疗后送分队。

第一级是营卫生排或救护所、海军舰艇救护所、航空兵场站救护组及相当一级的救护所,以及营级以下基层分队救护组织和单兵,履行现场急救职能。现场急救包括初级急救(自救互救)和高级急救职能,营和营以下部队、舰船(艇)救护所原则不留治伤员。作战时,各指战员在一线指挥员的指挥下,积极开展自救互救;卫生战士要协助战场官兵进行自救互救并协助卫生士官寻找、隐蔽、安置、处理伤员。这是卫生人员在战场或现场对伤员进行的首次急救,针对主要的生命安全威胁,紧急采取急救和后送措施,为维持生命、争取时间进行后续救治。主要职责是指导作战人员和卫生战士开展自救互救;搜寻、集中负伤人员;对伤员进行分类处置和补充急救;做好伤员后送准备或主动后送。舰艇救护所展开后接收各战位伤员,实施紧急救治后联系后送。机械化步兵作战时,营级卫生救护力量可乘坐装甲救护车,采取"交替跟进救护模式",跟随各攻击队之后实施救护保障,对步兵乘车机动、战斗和下车战斗各阶段伤员实施急救,并将急救处理后的伤员用装甲救护车快速交替后送至各营级伤员集中点。空军场站救护组实施急救后,可送场站救护所或直接联系后送到后方医院。

第二级是旅卫生连、师和旅救护所(图 3-1-2)、码头救护所、航空兵场站救护所、医院船、航母医务中心及相当一级的救治机构。主要担负留治规定时间内可治愈归队的伤员;隔离治疗传染性伤员;申请伤员后送并做好伤员后送准备;提供向营连级战场急救加强的卫勤力量。医院船在远海作战而伤员没有

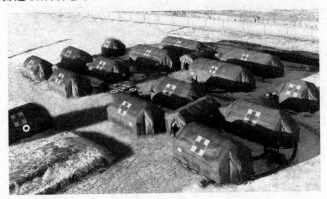

图 3-1-2 救护所

后送条件时,以及军种队属医院与后方医院相距较远,后送时间较长时,还应扩大救治范围,实施必要的专科手术治疗,等待后送时机。

以上主要介绍的是部队建制医疗后送分队,那么,再看看后方有哪些医疗后送机构。

二、后方医疗后送机构

在战役后方的医疗后送机构,主要包括队属医院、中心医院,战时展开的是野战医院和基地医院。野战医院和基地医院在战役后方可以构成医疗后送阶梯,配置在战役后方浅近纵深,主要担负早期救治和专科治疗任务,前接收容前方和就近后送的伤员;留治1~2个月内能治愈归队和暂时不宜后送的伤员;申请并协助组织伤员后送;对治疗终结的伤员实施伤员残情鉴定。战略后方配置后方医院,包括总医院、特色医学中心、军医大学附属医院。

(一)队属医院

队属医院指各军兵种军级单位直属的医院,如陆军集团军医院、海军舰队医院、空军基地医院、火箭军基地医院、战略支援部队基地医院等。联合作战时,队属医院展开野战医院支援师以下部队卫勤保障,前接战术区的伤员,处置后组织后送;队属医院展开野战医院时,通常配置在野战兵站编成内,具有组织精干、装备轻便、机动性能强的特点,编制床位200~300张,可保障师旅级的作战规模。队属医院承担区域保障任务时,负责区域的各军兵种伤员的前接和后转。

(二)中心医院

联勤保障部队所属的中心医院在战时展开基地医院,负责接收野战医院或战术区后送的伤员,处置后转送后方医院。通常配置在基地兵站编成内,具有医疗装备精良、野战外科救治技术专业、综合救治能力强的特点,按照战时科室编组加大外科和重症监护室的编配,通常编制床位500张,可提供某一作战方向的医疗保障。

（三）后方医院

在战略后方配置的后方医院（图 3-1-3），主要担负伤员确定性专科治疗，负责到机场、码头或火车站接收转运来的伤员，收容附近救治机构直接送过来的伤员，对伤员实施确定性的专科救治和护理，对治疗终结伤员提出残情鉴定，实施大、中型的功能恢复性手术，并对战役后方的野战医院和基地医院，以及部队实施医疗技术支援和指导。

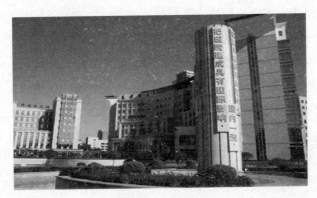

图 3-1-3　后方医院

（四）疗养院

医疗后送链的最后一个层次就是疗养院，这是伤员医疗后送的终点，伤员从前线后送到了这里，就完整地构成了整个伤员的医疗后送链条。通常以军队疗养院为主，担负伤员的康复治疗任务。这里环境优美、医务人员认真负责、医疗设施、设备精良。所以，疗养院负责接收已完成确定性治疗的伤员，实施一般性、功能恢复性治疗和伤病延续性矫治，进行伤员功能评估，开展康复训练和锻炼，开展伤员心理治疗，组织伤员康复期疗养，协助装配义具等医疗康复。

以上介绍的是部队医疗后送分队和后方医疗后送机构，他们都是在各军兵种和联勤保障部队编制内的卫勤力量，其卫勤保障能力主要是在平时的战备建设工作中形成。所以，必须以作战保障需求为牵引，强化建制卫勤力量建设，真正锤炼出具有"救得下、送得快、治得好"的建制医疗后送力量。

随堂测试题：

1.【判断题】战术区建制卫勤分队就是建制医疗后送分队。

　　A. 正确　　　　　　B. 错误

2.【单选题】建制卫勤分队战时展开什么医疗后送机构：

　　A. 救护所　　　　B. 野战医院　　　　C. 后送机构

3.【多选题】战役后方展开医疗后送机构有：

　　A. 救护所　　　　　　　　B. 师医院

　　C. 野战医院　　　　　　　D. 基地医院

4.【判断题】战役后方医疗后送机构主要有野战医院和基地医院。

　　A. 正确　　　　　　B. 错误

5.【多选题】战术区建制卫勤分队有：

　　A. 旅救护所　　　　　　　　B. 师救护所

　　C. 团救护所　　　　　　　　D. 野战医院

第二节　抽组医疗后送分队

　　现代战争作战样式多变、参战兵力多种、作战环境复杂、致伤因素增加，导致伤情严重复杂，救治后送时效性增强，必须抽组一定数量的机动医疗后送分队实施支援保障，才能适应现代战争卫勤保障的要求。

　　当前，抽组的医疗后送分队主要包括两类：一是主要任务为医疗后送的分队，如卫生运输船医疗队、救护艇医疗队、卫生列车医疗队、空运医疗队、直升机后送医疗队等。二是兼顾医疗和后送功能的分队，分队以医疗救治功能为主、同时兼顾后送功能，如野战医疗所和野战医疗队、援潜救生医疗队、空降医疗队等。

（一）主要任务为医疗后送的分队

1. 卫生运输船医疗队

　　由海军医院和联勤保障部队所属医院预编抽组，通常配置在卫生运输船

31

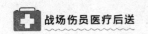

上，主要担负卫生运输船后送伤员途中继承性治疗和紧急救治任务。

卫生运输船医疗队每队编十余人，可以展开床位达百张，可展开手术台，编设有指挥组、手术组、医疗组、医疗保障组等。医疗队负责接收、分类伤员；组织伤员乘载或换乘；护理伤员，观察伤员病情变化，实施紧急救治；保障伤员途中生活；负责交接、移交伤员。

2. 救护艇医疗队

由海军医院和联勤保障部队所属医院预编抽组，具备伤员急救与紧急救治能力，可依托救护艇开展海上伤员的救治与后送工作。

救护艇医疗队编约 10 名卫生人员，可展开床位十余张，可分医疗组。战时主要担负近岸伤员的战场、现场急救任务，协助营救落水人员，协同组织伤员换乘；还可承担沿海岛屿、近岸舰艇编队的医疗保障和近海失事舰船的医疗救援与后送任务。

3. 卫生列车医疗队

通常由后方医院抽组，也可由军医大学抽组，主要担负卫生列车后送伤员途中医疗保障任务。

卫生列车医疗队编数十人，配置在手术急救车、重症监护车、伤员运输车、指挥车、后勤保障车等功能车厢内开展工作。该医疗队可在手术急救车展开几张手术台，一次性装载 500 名伤员。医疗队主要担负卫生列车后送伤员的继承性治疗和紧急救治任务，负责接收、分类伤员；组织伤员乘载或换乘；护理、观察伤员病情变化，必要时采取紧急救治措施；协助照顾伤员途中生活；负责移交伤员。

4. 空运医疗队

担负空运伤员途中的医疗、护理任务，通常由空军或联勤保障部队的医院抽组，依托场站救护所组织对伤员空运后送，负责伤员的中转，展开床位，对不宜空运后送的伤员实施必要的医疗处置，也可展开临时救护所，负责伤员登机前的救护工作。

空运医疗队编数十人，展开数 10 张床位，可展开手术台，昼夜通过伤员超百名。医疗队编设指挥组、检伤分类组、地面医疗组、机上救护组、防疫洗消组和医疗保障组。其中,机上救护组编24人,由军医、护士、卫生员组成,分成若干个机上医疗组,每架空运后送飞机配1个医疗组,每组3人,主要担负空运后送伤员的继承性治疗和紧急救治任务。医疗队负责接收伤员、组织伤员登机、离机;对伤员实施空中医疗、护理并填写空运伤员文书;向接收单位移交伤员及其医疗文书。

5. 直升机后送医疗队

担负直升机后送伤员的途中医疗、护理任务,实施紧急救治和危重伤员的医疗后送任务。

直升机后送医疗队通常由空军或陆航部队抽组,每队十余人,可分为若干机上救护小组执行任务,通常每架直升机的机上救护小组由军医、护士和卫生士官组成,随直升机前接伤员,担负伤员机上紧急救治任务。

(二)兼顾医疗和后送功能的部、分队

1. 野战医疗所(图3-2-1)

是从后方医院抽组,部署在战役后方,执行早期治疗和部分专科治疗任务的机动卫勤分队,并承担核生化伤员的紧急救治和早期治疗任务;也可以独立展开或联合开设野战医院,还可以在医院船上展开。

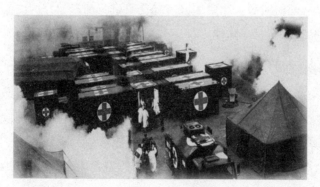

图3-2-1　利用方舱展开的野战医疗所

野战医疗所通常编超百人,开设指挥组、分类后送组、重伤救治组、收容处置组、手术组、防疫洗消组、医疗保障组、后勤保障组等组室。

野战医疗所主要担负留治2～3周能治愈归队和暂时不宜后送的伤员,隔离治疗或后送传染性伤员。医疗所通常展开床位100张,昼夜通过数百名伤员;展开手术台数张,昼夜完成手术数十例次;具备同时对多名重症伤员进行持续医学监护的能力。

2. 野战医疗队

是从军队医院抽组、部署在战役后方或加强到战术区,执行早期治疗任务的机动卫勤分队,通常用于加强战术救治机构,完成规定级别的救治任务。

野战医疗队展开手术台,昼夜可完成手术数十例次。医疗队独立展开工作时,可编设指挥组、分类后送组、医疗组、医疗保障组和生活保障组等组。

3. 援潜救生医疗队

由海军医院抽组,依托防险救生船开展潜艇遇险现场急救和紧急救治任务,对实施救援的潜水员进行潜水医学保障。

援潜救生医疗队通常编数十人,可编设指挥组、分类后送组、重伤救治组、收容处置组、手术组、医疗保障组等。

援潜救生医疗队可展开床位数十张,具备救治上百名伤员的能力;可展开手术台,昼夜可完成手术数十例次;具备同时对多名重症伤员进行持续医学监护的能力;具有同时对数十名潜水减压病伤员进行加压治疗的能力;具备一定的战救药材和战常药材保障能力。

4. 空降医疗队

通常由空降兵部队所属医院抽组,空降医疗队配属空降兵部队,担负空降作战的卫勤支援保障任务,可以加强空降师、团,也可以拆分成医疗分队单独执行保障任务。

空降医疗队通常编数十人,可编设指挥组、分类组、重症急救组、伤员留治组、手术组、医疗保障组和勤务组等。

可展开数十张床位,昼夜通过伤员超过百名;可展开数张手术台,昼夜可完成手术数十例;具备同时对重症伤员进行持续医学监护的能力;具备一定的战救药材和战常药材保障能力。

除了以上抽组的几种机动卫勤分队,医疗后送工作还可根据作战实际需要,抽组野战卫生防疫队和"三防"医学救援队这类特种医疗分队,组织实施卫生防疫和卫生防护的医疗后送。

随堂测试题:

1.【判断题】抽组医疗后送部、分队可执行机动支援任务。

A. 正确　　　　　B. 错误

2.【单选题】抽组医疗后送部队有:

A. 救护艇医疗队

B. 野战医疗所

C. 直升机医疗队

3.【多选题】野战医疗所通常是从哪里抽组而来?

A. 疗养院

B. 基地医院

C. 中心医院

4.【多选题】抽组医疗后送分队有:

A. 救护艇医疗队　　　　　B. 野战医疗所

C. 直升机医疗队　　　　　D. 野战医疗队

5.【判断题】卫生列车医疗队由战役后方抽组。

A. 正确　　　　　B. 错误

6.【多选题】抽组的海上医疗队有:

A. 救护艇医疗队　　　　　B. 野战医疗队

C. 援潜救生队　　　　　D. 舰艇编队医疗队

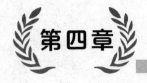

第四章

陆上医疗后送工具

第一节 野战救护车

现代化战争,整个战术区都有可能被火力覆盖,伤员后送面临再次遭受袭击的威胁,陆上伤员的救护后送都将依赖于野战救护车。

一、野战救护车的历史演变

野战救护车是火线救护和安全后送相结合的野战卫生装备,它既有轮式也有履带式的,今天就让我们详细了解一下它们。

野战救护车也称为野战急救车,第一次世界大战前期,美军就开始将两轮马车用于伤员后送,这也是野战救护车的雏形。紧接着,德军、法军、英军、日军也先后在战场上使用救护车后送伤员。

外军非常重视野战救护车的应用,从营级就配备野战救护车,而且种类和数量繁多,装备数量大。

美军主要有 M88 和 M99 系列救护车,其中 M997 是美军的中型救护车,可运载 4 名卧姿伤员或 8 名坐姿伤员。该车车身和顶篷均采用具有防弹作用的凯夫拉纤维材料做衬里,装有空气过滤系统,可使伤员免受核、生、化污染物的伤害。

俄军装备的救护车主要有卢阿斯-937M 救护车、乌阿斯-452A 救护车和 AC-66 型大型救护车,其中卢阿斯-937M 救护车为水陆两用型,可运载 2 名卧姿和 2 名坐姿伤员。

德军主要使用 MAR-5 型急救车。MAR-5 型急救车是从大型民用急救车经适当改装而成的军用急救车。该车四轮驱动,离地间隙高,可保证在恶劣路面条件下行驶。该车载重可达3吨,可运送3名危重伤员,并可运送50名伤员所需的卫生器材。可全天候工作,车上配有取暖设备,当外界环境温度下降到零下25℃时,车内温度仍可保持在20℃。

二、野战装甲救护车的发展

据公开媒体报道,目前我军装备的主要是多功能野战救护车和高机动型急救车。这两种类型的车都具有功能齐全、结构合理、急救能力强、机动性能良好等优点,在主要性能上已经非常接近外军野战救护车的水平。

除了以上介绍的轮式救护车,还得重点介绍一下野战装甲救护车。

大家知道,现代战争正在从机械化战争向信息化战争演变过渡,但在陆地作战或登陆作战中,装甲车仍然是重要的作战装备。因此,装甲部队的战场救护必然离不开装甲救护车。世界发达国家的军队都在发展装甲救护车装配部队,作为战术区卫勤保障重要的医疗救治平台载体。

常见的装甲救护车有履带式、轮式和两栖式三种类型,可对伤员实施战场急救和紧急救治,并在后送过程中进行生命支持和监护,还可利用车载医疗器材下车展开临时的救治点、集伤点或救护所。

履带式装甲救护车(图4-1-1)由履带装甲通用底盘为基础进行适应性改进而成,主要编配于陆军履带式机械化部队。

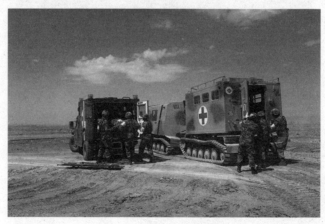

图 4-1-1　履带式装甲救护车

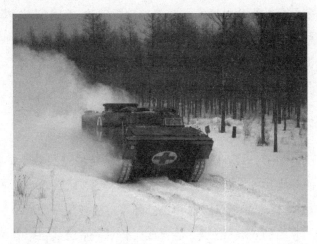

图 4-1-1 （续）

轮式装甲救护车(图 4-1-2)底盘以步兵战车底盘为基础进行适应性改进而成,主要编配于陆军轮式机械化部队。

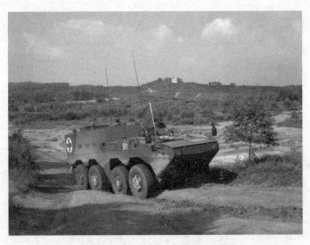

图 4-1-2　轮式装甲救护车

两栖装甲救护车是以两栖装甲突击车底盘为基础进行适应性改进而成,主要配备于两栖装甲机械化部队或海军陆战队,用于伴随两栖突击车和两栖步兵车战斗遂行卫勤战救保障。两栖装甲救护车可用于展开滩头救护所,能以滩头或登陆舰艇为转运点实施伤员快速前接后转,能够在海上、陆上复杂地形以及复杂气候条件下快速运送伤员。

新一代两栖装甲救护车可穿沙场闯海洋。(见图 4-1-3)

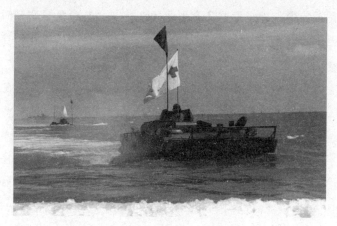

图 4-1-3　两栖装甲救护车

根据 2015 年 10 月 22 日中国军网报道,信息化战争战场环境复杂多变,毁伤性强,要赶在"白金十分钟、黄金一小时"内完成战场急救,普通野战救护车与人力救护一样面临许多迈不过去的沟和坎。

日前由我军自主研制的新一代两栖装甲救护车经总部定型列装部队。这种披上"铁甲征衣"的救护车具备小型急诊室功能,可穿沙场、闯海洋,有效增强医护人员火线救护时的防御与通过能力。

在两栖装甲救护车内,伤员急救所需的监护仪、呼吸机、输液泵及各类药品、器材一应俱全。内置的双层担架床和伤员座椅均进行了缓冲减震改造,能有效避免在行驶过程中的颠簸对伤员造成的二次损伤;同时,整个救护舱强化了隔音降噪功能,内装饰、温度调控、照明等均突出个性化设计,为抢救伤员创造了适宜环境。

该型两栖装甲救护车除医务人员外,最多可运送 8 名伤员。双层担架配合救护舱门,可以在 2 分钟内实现全体伤员快速上下。

各型装甲救护车正在全军的各种演习训练中形成保障力量,它不但为我军不同类型的机械化部队提供伴随卫勤保障,还极大地鼓舞了部队士气,促成

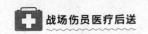

了战斗力的快速生成。

三、野战无人救护车的未来

未来我军装甲救护车发展还有更多的期待。一是急需提高及时发现伤员的搜救能力,二是向更加平稳舒适救治环境发展,三是向信息化医疗后送一体化平台演变,四是强化"三防"救治能力。

除了上面介绍的轮式和履带式救护车,下面我们了解一下正在蓬勃发展的"野战无人救护车"。

与普通野战救护车相比,野战无人救护车的优势更加突出。未来野战无人救护车不但能够担负战场医疗后送的任务,减少一线军医配备,还将用作武器平台,执行侦察、监视和目标搜索等任务。具有"人员零伤亡、持续作战能力强、速度和机动性强"等优势,也可部署在核、生、化武器威胁的复杂环境中。

与此同时,野战无人救护车也可装配精良的武器,自主导航设备可准确定位伤员位置,在搜索和后送伤员的过程中相互掩护并对敌人进行火力打击。

在信息化条件下作战,远程打击、多维空间已非人类感官所能直接控制,现代军事科技的迅猛发展,促使军事装备将更多地向信息化、智能化、无人化方向发展。

从阿富汗战争到伊拉克战争,地面无人装备进入战场的局面已经确立。未来战场,精确制导武器的使用,使伤员流向更加难以确定,伤势更加严重复杂,无人救援装备便成为信息化战争中必不可少的组成部分,未来野战无人救护车将逐步实现"全域机动、多能一体、高效救援"的目标。

随堂测试题:

1.【判断题】野战救护车机动性能好。

    A. 正确   B. 错误

2.【判断题】野战救护车是陆军战术区最常用医疗后送工具。

    A. 正确   B. 错误

3.【单选题】抢滩登陆使用哪种野战救护车可直接抵滩:

    A. 轮式救护车

B. 两栖装甲救护车

C. 装甲救护车

4.【多选题】装甲救护车类型有：

A. 两栖装甲救护车

B. 轮式装甲救护车

C. 履带式装甲救护车

5.【判断题】合成旅通常配备装甲救护车。

A. 正确　　　　　B. 错误

第二节　全地形救护车

当全球越野能力最强的汽车装配了急救设备,那它是不是就变成了全球最强的救护车了?

这辆车是乌尼莫克全地形轮式救护车(图 4-2-1),目前主要用于灾害医疗救援,是全地形救护车的一个类型。那什么是全地形救护车呢? 军队经常使用的全地形救护车是哪一种呢? 它有什么功能特点呢? 接下来,跟随我们了解一下。

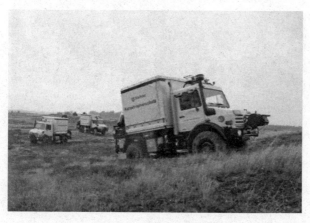

图 4-2-1　全地形救护车

全地形救护车,顾名思义,就是一种能够通过山地、沼泽等多种复杂地形,具有伤员后送途中紧急救治功能的后送装备。该车能对伤员实施除颤监护、呼吸吸引、止血、包扎固定、输液供氧等途中紧急救治，还能够建立并维持伤员紧急救治所需的车厢微环境，并能实现装备跟踪定位、指挥通信及故障自诊断功能。

全地形救护车分履带式全地形救护车和轮式全地形救护车两大类，其中履带式全地形救护车在湿土、积雪、沙地、沼泽等地形环境下拥有更强的越野能力、机动能力和防护能力。

一、全地形救护车的发展历史

全地形救护车最早出现于瑞典、苏联等国家，以适应湖泊沼泽和冰雪地域使用的需要。国外履带式全地形救护车的代表车型有德军 BV-206S 全地形履带式装甲救护车(图 4-2-2)、瑞典的 BV206、新加坡的"野马"、俄罗斯的"上帝"等。

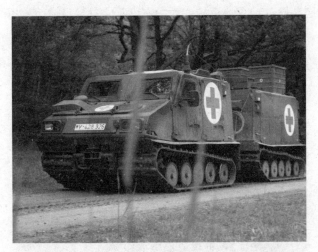

图 4-2-2 德军 BV-206S 全地形履带式装甲救护车

1974 年，瑞典研制的 BV-206(BV-206S、BVS-10)，先后生产约 1.1 万辆，主要在北约国家的军队中服役，最大速度为 55km/h，最大行程为 370km，水上航行时靠履带划水，最大航速可达 4.7km/h，最大爬坡度达 31°；用 BV-206 改装的救护车，一次可运送 2 名担架伤员或 1 名担架伤员和 3 名坐姿伤员。

新加坡"野马"全地形救护车从 1995 年开始研制,目前已经装备新加坡陆军 800 多辆,2008 年被英国国防部采购 100 台;用"野马"改装的救护车,一次能运送 4 名卧姿伤员或 9 名坐姿伤员。

俄罗斯"上帝"全地形救护车从 1982 年开始研制,主要装备于俄罗斯军方。

1990 年,我国开发出 CTW-12 型橡胶履带全地形救护车;2007 年,中国第 24 次南极科学考察队使用自主研发的水陆两栖全地形救护车进行了海冰探路。

2010 年,我国开发了 JY-813"全地虎"履带式全地形救护车,作为边防部队的运兵、巡逻车,亦用于改装卫生急救车等后勤技术车辆。

二、全地形救护车的主体结构

了解了全地形救护车的历史,我们再看看全地形救护车的大致结构。

全地形救护车通常是以某种运输车辆加装医疗仪器和后送相关装置两部分组成,医疗部分主要是急救和监测仪器,后送部分主要是担架及其缓震固定装置,另外,还有针对伤员后送特别需求的部分空调、保温装置等。现代全地形救护车还装备了全球定位、指挥通信等装备。

全地形救护车除了常见的单体车外,还有拖挂式的,例如以下这种全地形履带式救护车(图 4-2-3)。

这款全地形履带式救护车,整车外形尺寸为 8 600m 长×2 300m 宽×2 850m 高,由两厢铰接全地形履带式底盘、大板车厢以及运送急救、功效保障等设备设施构成,实施伤员运送与途中紧急救治。选用两厢履带式全地形基型车改装,前、后车体采用铰接转向装置连接,配备了负责调节前后车体平衡的油缸,前、后车可相对偏转达 48°,保证了整车转弯半径不大于 8m,上下偏离可分别达 17°,能最大限度地减少后送途中整车的颠簸,保证伤员后送的安全平稳。

这款全地形履带式救护车不仅是"大块头",而且车厢里面还有更大的"智慧"。打开车厢门,首先两层担架映入眼帘,在其旁边,是医护人员座椅、除颤监护仪、急救呼吸机、电动吸引器、智能输液泵、急救箱、供氧系统等装备设备;

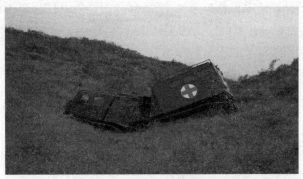

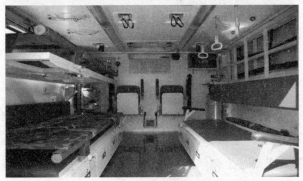

图 4-2-3　全地形履带式救护车

除此之外,还配备电气控制系统、空气调节系统、照明杀菌设施和北斗卫星定位系统等功效保障设备设施。

为了确保伤员乘坐的安全性和舒适性,担架的设计完全体现了"以人为本"的理念。上层担架支架采用可旋转折收的结构形式;下层担架台采用一体化结构设计,综合了担架固定功能、座椅功能与储物功能。

上层担架支架乘载运送担架伤员时,处于水平展开放置状态,通过支架锁止装置锁定,确保伤员运送安全;下层担架台乘载坐姿伤员时,打开上层担架支架锁止装置,以确保坐姿伤员的乘坐空间;同时,展开车厢侧壁上的座椅靠背和担架台两端设置的座椅扶手,这样就确保了坐姿伤员的乘坐舒适性。

三、全地形救护车的功能特点

全地形救护车主要能实现哪些功能呢?

全地形救护车最大的功能特点就是通过性能优越,可在战术前沿或山地、沙漠、泥泞、沼泽、冰雪地等复杂地形条件下运送伤员,大多数全地形救护车通常一次可运送4名担架伤员,或者2名担架伤员和4名坐姿伤员,或者8名坐姿伤员,并且能对伤员实施除颤、监护、吸引、止血、包扎固定、输液供氧等途中急救;还能够建立并维持伤员的紧急救治所需的车厢微环境,并能实现装备跟踪定位、指挥通信及故障自诊断功能。

简单一句话,全地形救护车除了能实现一般救护车的救治和后送功能外,还具备能通过复杂地形条件,顺利实施伤员的后送。

从上面可以看出,全地形救护车除了可以在战术区用于伤员寻找、急救、后送,全地形救护车还可在野战条件下,边后送边对伤员实施心电监护和除颤等紧急救命措施,在后送过程中不间断地对伤员进行医疗处置,并与后方建立信息通道得到医疗支援,极大减少一线伤员的伤死率。因此,各国军队都把全地形救护车作为提高火线医疗后送效果的重要装备研制,更加广泛地配备到基层部队。

我们从全地形救护车结构和功能可以看出,它既能灵活地搜索和安全地后送伤员,还能提供急救器材装备,其主要是运用于火线搜救伤员,并能安全迅速地将伤员后送到一线救治机构。

因此,我们可以将全地形救护车配备到陆军卫生连和卫生排,或者在战时配备到其他军种的地面部队开设的救护所,也可在某些作战行动时根据需要配备到海军陆战队遂行伴随保障,会对火线伤员的搜救和医疗后送起到非常重要的作用。

随堂测试题:

1.【判断题】全地形救护车越野性能好可涉水渡江。

　　A. 正确　　　　　　B. 错误

2.【判断题】全地形救护车可以原地旋转,灵活机动。

　　A. 正确　　　　　　B. 错误

3.【单选题】全地形救护车主要功能:

　　A. 紧急救治　　　B. 后送伤员　　　C. 专科手术

4.【多选题】全地形救护车种类包括：

    A. 轮式   B. 履带式   C. 拖挂式

5.【多选题】全地形救护车上可以放置哪些卫生装备器材：

    A. 担架   B. 医疗器材   C. 战救药材

第三节　卫　生　列　车

我军首列卫生列车已顺利下线（图4-3-1），标志着我军陆地跨区域、长距离、大批量伤员"在后送中救治、在救治中后送"有了可靠保障，对有效提升我军卫勤保障能力意义重大。

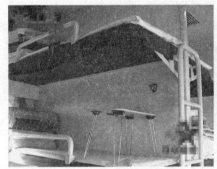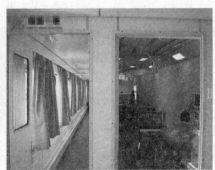

图4-3-1　卫生列车

这是2011年11月9日中央电视台的一则新闻，可能很多人一听了之，根本不知道卫生列车研制成功有多大的作用，更不知道卫生列车对于未来战争将意味着什么。

但是，对于战场上的官兵来说，卫生列车在未来作战中却有着至关重要的意义！

一、卫生列车的历史演变

世界上第一列卫生列车是法国1918年启用的"红十字列车"，用于人道主义救援，在运送伤员过程中提供医疗护理和生活照顾。第二次世界大战中，各参战军事强国广泛采用列车运送伤员，人们称之为"医院列车"或"卫生列车"，救治后送了大量的伤员，"列车上的医院"在广大伤兵心中具有很高的地位。

苏联在卫国战争中利用列车运送的伤员数量创造了历史纪录，共拯救了约 200 万苏联士兵和平民的生命，对取得战争胜利立下了汗马功劳。目前，俄罗斯还配备着 3 列设备齐全的卫生列车，主要承担着战时医疗后送任务。

二、我军卫生列车的发展

回顾我军历史，从红军时期起到解放战争胜利，每一次战役结束后，都有大量的伤员需要送往大后方医治，但是我们没有后送大批量伤员的运输工具，很多伤员因为没有送到后方医院而加重伤情导致截肢、失去生活自理能力，甚至牺牲了生命。这就需要能长距离后送大批量伤员，并且在后送过程中能持续进行医疗救治的平台——卫生列车。

在抗美援朝战争中，我军使用普通列车改装后配备医务人员组织转送伤员，志愿军使用卫生列车后送伤员 156 列次，在东北边境运送从朝鲜战场后送回国的志愿军伤员。成千上万的志愿军伤员通过改装的列车后送到东北、华北等省市的军队和地方医院，使受伤回国的英雄们在列车上得到良好的医疗护理，及时到达医院接受了专科手术和专业的护理，最大限度地减少了志愿军伤员的伤残和牺牲，极大地鼓舞了志愿军全体将士的士气，为最终夺取抗美援朝的胜利起到了非常重要的作用。

1979 年中越边境自卫反击作战中，使用了各种类型卫生列车 16 列，后送伤员 121 列次。

但上述列车均使用的是普通民用列车，仅能作为单纯的伤员后送工具，缺乏相对齐备的救治手段、医疗设备和器材，无法在后送中展开较为全面的救治和护理，不具备真正"卫生列车"或"列车上的医院"的意义。

那时改装列车的医疗护理条件很有限，卫生状况也比较差。列车上没有手术条件、没有专业的医疗检验、检测设备，医疗护理也只能因地制宜地展开一些简单的操作，伤员只能躺在车厢地板或担架上。

因此，能够有医疗护理专业、保障条件好的卫生列车，成了世界各国军队伤员医疗后送所推崇的运输工具。

现代战争高新武器广泛应用，伤员伤情、病情严重，对军队的士气影响巨大。各国军队都意识到,现代战场对伤员批量快速后送、救治有了明确的需求,一线和后方医院如何快速衔接成为卫勤保障中医疗后送的重大课题,对研制和配备救治手段相对齐备的批量后送运载工具提出了迫切的要求。根据这些要求,在各类运输工具中,火车具有飞机、汽车不具备的独特功能:一是区域跨度大,铁路网络四通八达,受环境、地域因素影响小;二是装载量大,一般一次可装载 400~500 名伤员,能满足大批量后送的要求;三是火车空间容量大,可装配较为齐备的医疗救治和通信设施设备,且行驶相对平稳,可以在医疗后送途中展开手术、急救等救治措施。因此,"卫生列车"成为伤员批量快速后送中一个不可替代的选择。

制式卫生列车,通常由诊疗车、伤员车、寝车、餐车等车厢组成。诊疗车厢设有手术室、X 线室、化验室。伤员车厢有轻、重伤员和传染病伤员车厢之分,一般情况下所设铺位可装载伤员 300 名以上。

每节车厢均设有医护人员的值班室,备有药品器材,可随时为伤员提供急救和治疗。每节车厢除两头有小门外,还另设一个大门,以便于担架伤员的上下车。

我军研制的卫生列车由专用车厢和普通客卧车加改装车厢而成,由指挥车、伤员运输车、手术急救车、重症监护车、医技保障车、后勤保障车等车厢组成。目前我军研发的手术急救车和重症监护车为专用车厢,伤员运输车、后勤保障车、指挥车分别利用 25G 型硬卧车、行李车、餐车快速改建而成,其他功能车厢为征用配属车。配备功能齐备的医疗设备和一定基数的药品器材,可一次性装载 500 名卧位伤员或更多的坐卧混装伤员,其功能相当于一个流动医院,列车开到哪里,医院就"搬"到哪里。

其中,手术急救车为研发的自备车,展开 2 张手术台,可在后送途中实施抢救性手术和急救工作,昼夜最大的手术量为 24 台。能够开展 X 线、心电图、超声检查、临床常规检验、急诊生化、血气分析、凝血功能检测以及交叉配血等检查项目。

重症监护车为研发自备车,设置伤员监护、医护工作站、物品存放和废物收集、负压隔离舱等功能模块。可满足紧急医疗救援卫勤保障需求,接收生命体征虽然相对平稳,但伤情复杂、伤势较重的伤员,具备后送途中紧急手术后,以及病情变化的重症伤员监护和医疗救治功能。

伤员运输列车每节车厢可满足安置卧位伤员 38 名,其空间合理布局,每节车厢包括医护工作站、伤员安置区和医疗物资存放区,伤员可通过 3 个活动车窗上乘下载。床铺分为上、下两层,便于对伤员伤情观察和救治。

三、卫生列车的平战运用

战时,卫生列车由战区统一调配使用,通常部署在战役后方,由战役后方地域范围或向战略后方运送伤员。战区根据作战卫生减员预计,在战役后方的伤员后送枢纽设置卫生列车后送中转站,配备一定数量的医务人员、担架人员和救护直升机、急救车,负责批量伤员的装载上乘,以及必要的急救与转送,并要在卫生列车上配备卫生列车医疗队,负责随行医疗救治和护理。

我国的卫生列车是平战两用、军民融合使用,已经多次用于国内外抢险救灾、国际人道主义救援。2018 年,我国的卫生列车在老挝水坝溃坝灾害救援中实施人道主义救援,发挥了很好的作用,受到老挝政府和国际社会一致好评。卫生列车会在未来灾害救援和未来作战卫勤保障中发挥更加重要的作用。

随堂测试题:

1.【判断题】卫生列车都是军队制式装备。

　　A. 正确　　　　　　B. 错误

2.【判断题】卫生列车在前苏联卫国战争中发挥了巨大作用。

　　A. 正确　　　　　　B. 错误

3.【多选题】卫生列车通常部署在什么区域:

　　A. 战术区　　　　B. 战役后方　　　　C. 战略后方

4.【判断题】卫生列车最适合远程运送伤员。

　　A. 正确　　　　　　B. 错误

5.【单选题】卫生列车通常一次运送伤员数量:

　　A. 1 000 以上　　B. 500 左右　　　C. 200 以下

6.【多选题】卫生列车通常包括哪些功能车厢:

　　A. 指挥车厢　　　B. 伤员车厢　　　C. 手术车厢

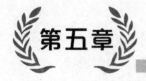

第五章

海上医疗后送工具

第一节 医 院 船

2008年10月23日,我国自行研制的万吨级医院船——866医院船正式交付海军东海舰队。这标志着我国成为世界上少数具有远海医疗救护能力的国家,提升了中国海军完成多样化军事任务的能力。

一、我军医院船简介

866医院船也叫"和平方舟"号医院船(图5-1-1～图5-1-6),战时能为作战部队伤员提供海上早期治疗及部分专科治疗,平时可执行海上医疗救护训练任务,也可为舰艇编队和边远地区驻岛守礁部队提供医疗服务。它技术含量高,功能全面,各项硬件设施相当于三级甲等医院的水平,其采用的减振降噪措施,能有效缓解海上航行的振动和噪音问题,堪称一座"安静型"的现代化海

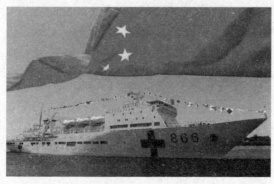

图 5-1-1 医院船

上流动医院,被官兵们喻为驶向大洋的"生命之舟"。

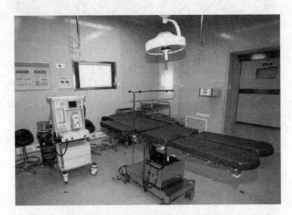

图 5-1-2　866 医院船上的手术室

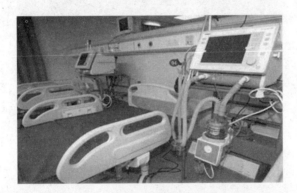

图 5-1-3　866 医院船重症监护病房

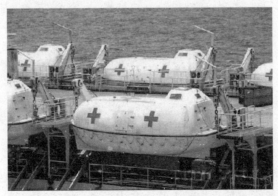

图 5-1-4　866 医院船上设计独特的新型全封闭救生艇

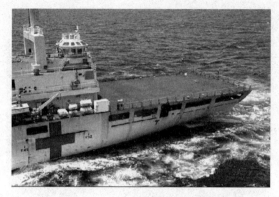

图 5-1-5　866 医院船直升机起降甲板

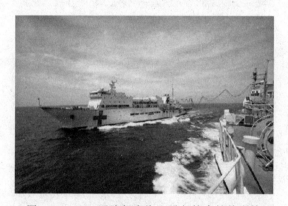

图 5-1-6　866 医院船在海上进行综合补给训练

　　我军曾经还有"南康号"医院船(图 5-1-7)。相比制式医院船,还有利用医疗方舱加改装的医院船,比如,国防动员舰 82 舰"世昌号"加装医疗方舱可以充当医院船。

　　近年来,除了万吨级的"和平方舟"号医院船,我军还下水了数千吨级的医院船,配备到海军队属医院,平时用于训练、海礁巡诊和紧急救援,战时用于海上区域性医疗救治和后送。

二、外军医院船的发展

　　世界许多国家拥有医院船,如美国、英国、俄罗斯、加拿大、印度尼西亚等国,国外的医院船大都是改装型或者是多功能型。如英国"百眼巨人"号医院船

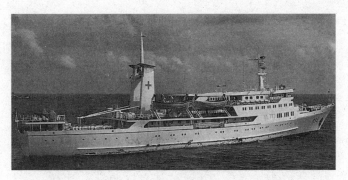

图 5-1-7　"南康号"医院船

(图 5-1-8)和"乌干达"号医院船(图 5-1-9)、俄罗斯"鄂毕"号医院船(图 5-1-10)。

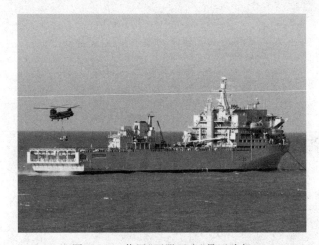

图 5-1-8　英国"百眼巨人"号医院船

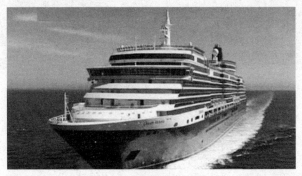

图 5-1-9　英国"乌干达"号医院船

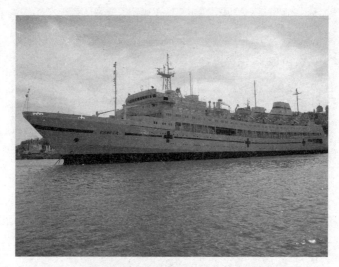

图 5-1-10　俄罗斯"鄂毕"号医院船

当今世界最好的医院船还是美国的两艘——"仁慈"号医院船(图 5-1-11)和"舒适"号医院船(图 5-1-12)。

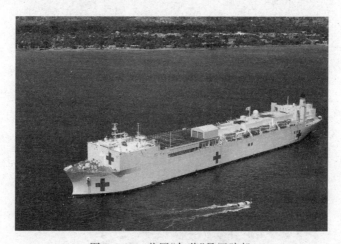

图 5-1-11　美国"仁慈"号医院船

印度尼西亚拥有 2 艘"马卡萨"级两栖船坞登陆舰改装的医院船(图 5-1-13)。

早在十六世纪,西班牙的海军舰队就制造出了世界上第一艘用于海上大规模救护的医院船。第一次世界大战期间,交战各国共有 200 余艘次医院船

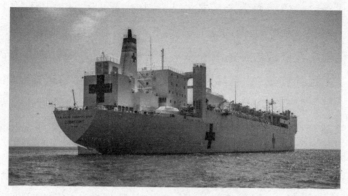

图 5-1-12 美国"舒适"号医院船

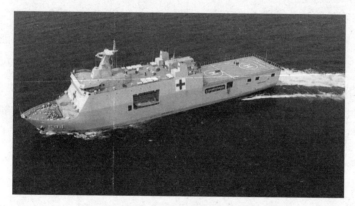

图 5-1-13 印度尼西亚医院船

执行了海上救护任务。第二次世界大战期间,由于许多国家的医院船大都退役而新的医院船又没有建造出来,因此造成战争和各种海难中的伤员和平民死亡率非常高。

1982年的马岛海战中,英阿双方被击沉的舰船共有 26 艘,阿根廷"贝尔格拉诺将军"号巡洋舰被英军击沉时,由于阿军没有编配医院船或其他先进的卫生船只,弃船落水人员得不到及时救援,致使失踪者人数达 320 人之多,占舰员总数的 33%。而英军配备了装备精良的医院船,并收治双方的伤员,导致战争后期阿军士兵为了得到医院船的救治促成其主动投降。

冷战时期,随着美国全球军事战略的实施,救治能力更强、医疗设备更先进的新一代医院船应运而生。其中尤以美国的"舒适"号和"仁慈"号医院船最具代表性。

在海湾战争及以后的美国海外军事行动中,人们总能发现在其庞大的航母舰群编队不远处有 1～2 艘标有硕大"红十字"的医院船在行驶,它们就是"舒适"号和"仁慈"号医院船,被称为"海上移动医院"。这两艘医院船起初都是作为超级油轮在 20 世纪 70 年代建造的,后来被美国国家钢铁和造船公司改造成医院船,并分别于 1986 年和 1987 年开始服役。

"仁慈"号和"舒适"号医院船船上的医疗设施和器材先进而齐全,可以实施各种、各类复杂手术,简直就像一座先进的外科医院。"舒适"号医院船还是美国最大的创伤治疗机构,也是美国的第五大外伤治疗中心。该船上有 50 多个伤员接收站、12 个手术室、14 个 X 线室、6 个病房,甚至还有 1 个太平间,并拥有全套理疗设备、数字化的射线照相技术、实验室、药房、血库等。它的最大收治能力可达到每昼夜 300 人。"舒适"号的体积很大,足有 3 个足球场那么长,高度相当于一座 10 层楼的高度,整个体积相当于一艘航空母舰那么大。"舒适"号医院船的外表不是像通常的海军舰船那样,把船体漆成战舰灰色而是漆成了亮白色。

"仁慈"号医院船长 272.6m,宽 32.2m,满载排水量 69 360 吨。船上搭载 12 艘救生艇。美国海军的两艘医院船均由文职人员操作,船长也是文职人员。

医院船船上不配备进攻性武器。医院船的主要使命就是充当"一个机动、灵活、快速反应的海上医疗救护力量",因此,船上不配备进攻性武器,只有少量的轻武器,如 M-14 步枪、手枪和轻机枪,用来实施内部警戒和击退强行登船的人。

"舒适"号船体上有 9 个巨大的"红十字",在白色船体的映衬下显得十分醒目,在海上远远地就能使敌舰认清它的非战斗性质。按照 1949 年 8 月 12 日签署的《日内瓦公约》第四十四条中的规定,对使用"红十字"标志的军队医疗队、救护车、医院船、医疗飞机、医院等,交战双方应按照公约对这些装备及其医疗救护人员给予保护,不得攻击。同时,包括医院船在内的军方救护设备也有责任收治"所有到来者",包括敌方的伤员。

三、医院船运用方式

虽说医院船不具有像航空母舰那样的作战舰只的巨大威力,但它的作用的确不可低估。平时它可为灾害救援中的陆上和海上伤员提供及时的医疗救护,战时能为作战部队提供海上机动医疗保障,提供应急医疗支援收治大量的各类伤员。

医院船作为海上伤员医疗后送中心,担负伤员的早期治疗和部分专科治疗任务。医院船工作人员由船务人员与医务人员共同组成,医务人员的编制定额,可根据医院船设置的床位数而定,床位数与医务人员的编制数比例为1:0.6~0.8。

医院船根据其担负的任务及部署区域具有不同的勤务功能。位于作战海区时,主要对伤员进行急救、早期治疗、留治短期能治愈的轻伤员;位于作战海区以外海域时,主要担负海上医院职能,对伤员实行早期治疗和部分专科治疗,留治危重伤员;随远洋舰艇编队保障时,主要收治各舰艇后送的伤员;对登陆作战部队实施保障时,主要担负卫生运输船的职能;停靠码头时,主要担负基地医院的职能。

以上介绍了医院船在卫勤保障中的重要作用,了解了中外医院船的功能、任务和基本性能。总体而言,随着未来战争逐步地走向远海,走向世界,医院船的功能也越来越重要,必须加大医院船的建设力度,力争让官兵在海上也能有医疗就在身边的保障。

随堂测试题:

1.【判断题】按照国际红十字法规定,医院船通常部署后应该收治冲突各方伤员。

    A. 正确   B. 错误

2.【单选题】我军的866号医院船别称为:

    A. 南康号   B. 世昌号

    C. 舒适号   D. 和平方舟号

3.【判断题】医院船通常使用直升机换乘伤员。

    A. 正确   B. 错误

4.【判断题】外军海上作战卫勤保障都使用制式医院船。

    A. 正确　　　　　B. 错误

5.【单选题】82 舰代医院船名字叫：

    A. 南康号　　　　B. 世昌号　　　　C. 舒适号

6.【多选题】美军医院船有哪些：

    A. 康复号　　　　　　　　　　　B. 仁慈号

    C. 舒适号　　　　　　　　　　　D. 乌干达号

第二节　救护艇与卫生运输船

    你了解救护艇和卫生运输船吗？他们都是水上运送伤员的轻型卫生船舶,担任作战海域伤员搜救、紧急救治和短程快速后送任务。

一、救护艇

（一）基本情况

    救护艇吨位小、航速快、艇上医疗装备齐全,有"海上救护车"的称号,可由高速客轮或其他轻型舰艇加改装而成(图 5-2-1)。

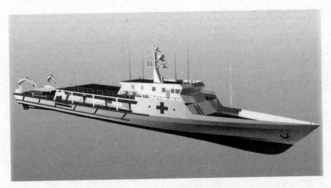

图 5-2-1　救护艇

    救护艇一般配备约 10 名医务人员,主要在近岸、岛礁和海峡范围内对作战舰艇的伤员实施搜救和救护,使伤员尽早脱离受损舰艇、岛屿等危险环境,并迅速后送做进一步的处置;平时也可对沿海岛屿和近岸舰艇编队进行巡回医疗,对近海失事舰船实施医疗救援。也可协同救生部门对落水人员实施捞救,防止因浸泡在海水中发生体温过低,并接收救生艇内的人员,防止中暑、冻伤、缺水等损伤发生。

救护艇医疗舱室及医疗设备配备以急救为主,简单实用,通常设有抢救室、病房、药房等,配有除颤起搏器、急救呼吸机、心肺复苏器、复温装置、手术床等急救设备;伤员换乘分类甲板及舷外还配有用于捞救落水伤员的装置,如救生艇、漂浮担架等。

(二) 以往战争运用

我军在 1955 年 1 月 18 日—江山岛登陆战中,曾使用 3 艘临时指派的救护艇负责救护和后送伤员,从 20 世纪 70 年代开始配备采用 037 型猎潜艇改装的救护艇;21 世纪初配备采用民船加改装成的救护艇。从 2008 年开始列装制式救护艇,目前的 921 型救护艇,可收容 30 名伤员,海上伤员的医疗后送能力得到进一步提升。这对降低伤死率、伤残率,维护部队战斗力具有重要作用。

美军于 1919 年就已开始配备了救护艇,最高航速为 11.5 节,能收容 24 名卧位伤员和 12 名坐位伤员,当时主要用于内河机动救治伤员。美军使用救护艇最多的一次是在 1944 年诺曼底登陆战役中,共采用了 60 艘由海岸警卫队的巡逻汽艇改装成的救护艇,在英吉利海峡中用于机动救护落水的飞行员和被击沉的舰艇上的伤员,发挥了良好的作用而受到好评。目前,美国海军为提高两栖作战伤员的救护能力,开始配备气垫救护艇。

(三) 运用方式

通常来讲,各作战舰艇配属的卫勤人员对伤员实施初级救护后,上报联指,并通报相关救援体系;联指发出卫勤指令,救护艇机动到战场环境,接收批量伤员或少量伤员,对伤员进行分类救护,并上报联指,横向和纵向后送至医院船或大型登陆舰,或直达岸基基地,使伤员进一步接受救治、康复和疗养,以待归队。

二、卫生运输船（图 5-2-2）

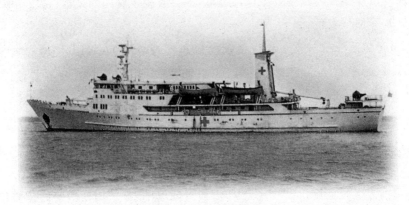

图 5-2-2　卫生运输船

（一）基本情况

卫生运输船吨位一般大于救护艇，但小于医院船，主要担负海上伤员的后送任务。卫生运输船通常由普通运输船、民用客货滚装船或两栖舰船加改装而成。

卫生运输船在海上医疗后送体系中主要起承前启后的作用。发生大规模海战或登陆作战时，会产生大量的伤员，需要及时后送到后方区域实施救治；医院船或登陆基地救护所中，经过救治、伤情稳定的伤员也需要进一步后送，以腾出床位接收新的伤员，这些时候都需要卫生运输船。

由于卫生运输船主要用于后送伤员，对医疗设施及救治条件要求不高，通常采取临时指派和加改装的方式。我们以客货滚装船改装为例，主要利用旅客舱室加改装成医疗舱室，位置相对集中在同一层甲板，设有一个约 70 张病床的大病房及护士站，有数个用于安置特殊伤员的 2 人病房，另外，根据实际情况设置卫勤指挥室、抢救室和药房等。

（二）以往战争运用

在第二次世界大战中的太平洋战区，美国海军将排水量为 12 745 吨的客货轮改装成军事运输船,同时配备了医疗设备设施及医护人员,使其也具备了卫生运输船的功能,能很好地与医院船配合,将伤员安全后送到陆上继续治疗。但这些船因执行了军事运输任务,且船体外部颜色和标志不能按卫生船舶的要求处理,因此,不受《日内瓦公约》保护。

（三）运用方式

转运到卫生运输船的伤员大多数已经过救治,由于医护人员编配少,伤员又通常集中到达,急需手术情况少。指挥组可随时灵活调配力量设立重症救治组、收容处置组、隔离病房组、医疗保障组。将手术和分类组合并,寓于重症救治组、收容处置组之中,手术(分类)组平时加强分类技术训练,兼任分类职能。当伤员换乘到卫生运输船时,如伤员通过量不大,在 30 人以内,由手术(分类)组对伤员进行分类,按照伤病情分类到各个编设的组室进行救治,伤员分类完成后,手术(分类)组人员根据具体情况迅速加入医疗各组室,开展伤员救治;如伤员通过量较大,一次通过 30 人以上时,将收容处置组人员加强到手术(分类)组对伤员进行快速分类,必要时也可将医技组人员也加强到分类组,按照伤病情快速妥善安置到各个展开的组室进行救治,伤员分类完成后,手术(分类)组人员根据具体情况迅速加入各医疗组室,开展伤员救治,需要手术时,随时将手术组人员抽出,立即进行手术。

目前,在发达国家海军采用两栖舰船战时作为卫生运输船使用已是普遍的做法,未来海上斗争形势复杂,卫生运输船也必将承担着越来越重要的战时伤员接收、救治与后送任务。

随堂测试题：

1.【判断题】救护艇与卫生运输船都是水上运送伤员的卫生船舶。

　　A. 正确　　　　　　B. 错误

2.【多选题】救护艇与卫生运输船的任务有哪些：

　　A. 紧急救治　　　　　　B. 专科手术

　　C. 伤员搜救　　　　　　D. 短程后送

3.【判断题】我军海上卫勤保障通常使用制式卫生运输船。

　　A. 正确　　　　　B. 错误

4.【判断题】卫生运输船吨位一般比救护艇大。

　　A. 正确　　　　　B. 错误

5.【判断题】我军在近海通常使用制式救护艇捞救伤员。

　　A. 正确　　　　　B. 错误

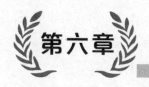

第六章

空中医疗后送工具

第一节　救护直升机

直升机以营救海上落水人员为背景,组织海上搜救飞行训练。接到求救信号的舰载救护直升机飞赴施事海域,采用扇形搜索方式,及时调整飞行高度,避开反观面,发现并救济落水人员。

一、救护直升机基本情况

救护直升机是指用于救护和后送伤员的直升机,是现代战争、灾害救援、平时紧急医疗前接后送的重要工具(图 6-1-1)。

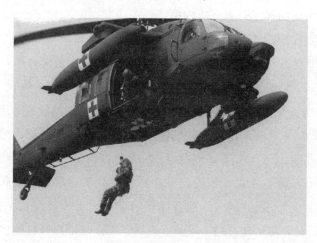

图 6-1-1　救护直升机

一架理想的救护直升机,应当噪音小、振动小、稳定性强,而且能够增压、加温、供氧,还能在飞行中进行各种医疗护理操作。应尽量满足以下基本要求:一是机舱舱门要适宜于各型担架进出,使伤员登机离机时能够出入方便、迅速、舒适;二是座舱要有能让医务人员进行观察、护理、救治患者的空间;三是机上医务人员要有能与机组和地面通话的双向通信能力;四是有适当的座舱照明灯光和供医疗电子仪器工作使用的电源插座,照明应满足夜间航空及治疗的需要。

有文献记载,直升机救护最早出现于第二次世界大战期间(1944 年 4 月),那是一架西科尔斯基 YR-4B 型直升机,由美国陆军少尉 Carter Harman 驾驶,成功实施了 3 名英军伤员空运后送。20 世纪 50 年代初,救护直升机差不多同时在朝鲜战争和北非战争等战争中的战术地区开始正式应用。1950 年 4 月 4 日,美军用 Bell-47 型直升机实施了战后第一例伤员空运后送,伤员躺在篮式担架内,担架固定在起落装置顶部。据统计,朝鲜战争中共用直升机后送了 20 000 名伤员,伤死率从第二次世界大战的 4.5% 降至 2.5%。但在此阶段,由于技术限制等原因,尚不能实施伤员的途中救护。

20 世纪 60~70 年代,直升机技术性能不断提高,也进一步促进了救护直升机的发展。美国开始有了经过改装的救护直升机。这一阶段发展的突出特点有两个:一是加强了对直升机构型本身的改装,如 20 世纪 60 年代,英国研制的 S-61 型直升机,舱内有现代导航、雷达、定位和测高计等装置,美国的 Bell UH-1 型直升机配备了机上使用的抽屉式担架和充气担架,还在机上装备了氧气面罩、床头灯、个人污物袋、叫人铃、警灯、给氧和抽吸设备。有的还专门安装了伤员专用供氧系统和伤员个人供氧设备,有的设置了卫生员室、隔离室,有的设立了医务工作区,在那里装配了舱内灯光和各种医疗操作开关、阀门等。二是机上卫生装备向制式化、标准化方向发展。70 年代,美国军事空运司令部与战术空军司令部研制了几种制式战术和战略医疗箱,确定了整套医疗卫生装备标准,并列入了战备库存清单。西班牙陆、海、空三军统一了担架规格,大大方便了伤员的上下机。这一阶段,通过直升机的使用,伤员的后送等待时间已经降到了 1h 以内,伤死率降至 1%。

进入 20 世纪 90 年代以后,伤员救护直升机在原有的基础上得到更进一步发展,体系日臻完善。

二、救护直升机分类

救护直升机按照功能分为专用直升机和兼用直升机两种。专用救护直升机救护能力强,配备搜索、打捞及医疗救护装备,机上配有医护人员,可以对各种条件下遇险人员实施营救、紧急医疗救护和后送。像"黑鹰"救护直升机、UH-72A型救护直升机、"超黄蜂"救护直升机等都是其中的典型代表。

兼用救护直升机的临时改装型救护直升机分为后送型和治送结合型。后送型直升机以大批量伤员后送为主,机上除担架外,仅配备少量医疗设备,一般不进行较复杂的途中救护,典型装备有CH-47支奴干直升机、"超美洲豹"多用途运输直升机、AS-350轻型多用途直升机等。

治送结合型救护直升机在后送伤员的同时,也注重途中救治,各国通过对直升机的临时改装达到上述目的,虽然称呼各异,采取的技术手段也不一,但核心都是通过研发各种集监护、救护等功能于一体的所谓"直升机综合急救单元"来实现治送结合。直升机综合急救医疗单元可以在野战条件下,对现场急救和直升机后送途中重症伤员提供院内ICU病房一样全面的医疗救护,维持重症伤员的生命体征。

常用机型有以下几种:

(一)欧直 EC-145 型直升机

20世纪90年代初在BO-108双发轻型民用直升机基础上研制的7~8座多用途直升机,具有商载大、航程远、噪声低、驾驶舱舒适宽敞、驾驶员工作负荷轻、系统安全可靠、使用成本低等特点。允许在人口密集地区和市区起降。主要用途有搜索救援、紧急勤务、准军用/警务、专机/载客运输、货运、近海作业、航拍/新闻采访以及训练等。

(二)贝尔 Bell-412 直升机

该机型已成功获得美国本土安全、搜救行动、医疗撤运、反毒品行动等作战经验,目前全球有384架。

（三）阿古斯塔 Agusta AW-139 直升机

这是阿古斯塔维斯特兰公司生产的中型双发直升机,可以执行多种任务,包括执法、搜救、电子对抗、离岸任务、协同任务和特殊人员运输。AW-139 可以在全天候、全天时情况下执行任务,甚至可以搭载在军舰上使用。作为搜救直升机,和它最接近的是西科斯基 S-76 通用型,主要用于搜索、救援、后勤支援和伤员后撤,S-76 通用型载客 12 人,最大巡航速度 269km/h,但航程达到了 748km。

三、运用方式

救护直升机在处置各种突发事件卫生救援过程中,具有快速、高效、受地理空间、机场条件限制少等优势,能够快速到达水路、陆路不可通达的作业现场,实施搜索救援等工作,是许多国家普遍采用的最有效的应急救援手段。但同时它在飞行速度、航程、续航时间、使用地域上依然会受到一定限制。

救护直升机多属陆军航空兵部队,也有的属于空军、海军和其他军种部队,多数是由运输直升机加改装而成。救护直升机可以配备到战术区,由任务部队直接指挥使用,配置到海上舰艇编队、码头救护所、旅团、空军场站等,用于战场快速立体后送伤员。也可在战役后方区,由战区委托联勤保障部队或军种指挥,配置在机场、码头、车站等伤员转送枢纽,或后方医院、军事基地、火箭发射场和其他重要军事设施附近,用于伤员短途快速转送。

在联合作战中组织的直升机救援行动,救护直升机可充当搜救直升机,但同时,还可能需要有预警机的指挥、轰炸机的对敌压制、歼击机的护航、武装直升机的伴随掩护等,有时候可以说是需要陆海空的立体协同。

直升机起降也需要有一定的条件,一般要求起降场地尺寸不小于 2×1.5 倍直升机旋翼直径,坡度不能超过 7°。在山顶或峡谷起降时,起飞方向至少要比周围地形高 300m,到障碍物的距离不得小于 500m(图 6-1-2)。

我军近年来不断加强军民融合直升机医学救援建设,并进行了多次军地联合直升机救援演练。

现在世界各国军队都在加大直升机救护的建设投入,研发了与现役直升机机型匹配的直升机救护机载单元,部分可以在民用直升机上使用,能够很好

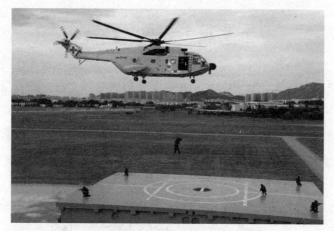

图 6-1-2　直升机起降平台

地完成伤员快速后送任务。随着科学技术的发展,直升机在医学救援中必将在未来作战伤员医疗后送中发挥着越来越大的作用。

随堂测试题:

1.【判断题】救护直升机在飞行中可进行各种医疗护理。

　　A. 正确　　　　　B. 错误

2.【多选题】救护直升机在处置各种突发事件卫生救援过程中,具有哪些优势:

　　A. 高效　　　　　　　　　B. 快捷

　　C. 受机场条件限制少　　　D. 受地理空间限制少

3.【多选题】救护直升机按照使用性质分哪两种。

　　A. 兼用　　　　B. 混用　　　　C. 专用

4.【单选题】直升机用于救护最早出现于:

　　A. 第一次世界大战时期

　　B. 第二次世界大战时期

　　C. 越战时期

5.【判断题】美军现在战术区主要使用救护直升机实施后送。

　　A. 正确　　　　　B. 错误

第二节　卫生飞机

一场联合演练于 2010 年 10 月在西北某地域激烈上演。随着高强度对抗加剧，一批重"伤员"正紧急向一架尾部带有"红十字"的运输机上转移。这是我军首架空运后送卫生飞机，它的投入使用，将为战场伤员的生命营救赢得宝贵时间(图 6-2-1)。

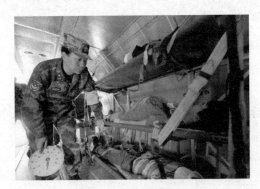

图 6-2-1　卫生飞机

卫生飞机是航空运送伤员或专门进行医疗救护的飞机，也称为空中医院，是以飞机为运载体，在机舱内配备优良的医疗设备和医务人员，在空中对伤员实施优良的医疗救护和连续的医学监护，将快速后送与优良救护有机地结合在一起的固定医疗机构。卫生飞机克服了一般卫生运输机以后送为主，机上救护能力不足的弱点，达到了空运与救护的完美统一，伤员在后送途中即可得到优良的专科救治，缩短了伤员从负伤到得到专科救治的时间。

卫生飞机平时可用于抢险救灾，在边远地区和其他情况下伤员的运送和救治，战时可用于批量伤员的快速医疗后送，或者在机场开设飞机医院。卫生飞机速度快，可以快速地将伤员运送到后方医院，或者机场就地救治伤员，能显著地降低伤死率。

一、卫生飞机发展历史

空运救护伤员的卫生飞机已经成为高技术战争伤员后送不可缺少的重要

卫生装备。让我们一起来回顾卫生飞机的发展史吧。

1918 年法国医生蒂子曼和工程师涅米罗夫斯基利用一架轰炸机改装第一架 X 线飞机。随后美、英、德、苏联等都改装了最初的卫生飞机,这是卫生飞机和空运救护发展的初期阶段,这个时期改装的卫生飞机机上的卫生装备极其简单,运载伤员数量有限。第一次世界大战结束不久,法国正式成立了第一个卫生飞机小组。1929 年召开第一次卫生航空兵国际会议,规定卫生飞机内必须配备止血带、注射药物、输血及血浆代用品。第二次世界大战中伤员空运后送大规模应用,进一步促进了卫生飞机的迅速发展。

进入 20 世纪 80 年代以来,卫生飞机的发展很快,尤其是机上卫生装备的现代化程度明显提高,伤员居住条件明显改善,可以在飞机上接受手术治疗和各种医疗监护,并在机上设立了手术室和加强护理单元,卫生飞机的机上救护范围得到极大扩展,已远远超出单纯空运后送的范围。

美军在越南战争中共空运后送伤员 168 832 人,空运后送伤员率高达 95%,伤死率由朝鲜战争的 2.5%降到 1%。在第三次中东战争中,以色列军队 80%的伤员从前线用直升飞机空运到野战医院,其中 90%又用固定翼卫生飞机后送到后方医院。在英阿马岛战争中,英军全部用卫生直升机将伤员从前线后送到医院船,然后再用大型飞机空运回国。空运救护伤员的卫生救护飞机已经成为高技术战争伤员后送不可缺少的重要卫生装备。

2019 年 8 月 27 日,第 14 届莫斯科国际航空航天展览会,由中国航空工业集团有限公司自主研制的我国首款大型水陆两栖飞机——"鲲龙"AG600 首次亮相。AG600 飞机是我国为满足水上救援的迫切需要研制的大型特种用途飞机,是国家应急救援急需的航空装备,也可用于海上伤员远距离医疗后送。

二、卫生飞机运用方式

卫生飞机到底有哪些类型呢?一般来讲卫生飞机分为后送型和医疗型两种。

后送型卫生飞机(图 6-2-2),以航空后送伤员为主,并实施后送途中必要的医疗救护。按机上医疗救护装备的安装和设置不同,又分为专用和兼用两种。专用的后送型卫生飞机经过专门改装,固定安装了成套的伤员运送装置、医疗救护器械和其他设备,设计周全,功能比较完善,卫勤保障效果好,但是飞机不宜挪作他用;兼用的后送型卫生飞机,则需要临时装上航空医疗后送装备。不执行空运后送救护任务时,飞机仍作运输用。卫生飞机配备的成套航空医疗后送装备,一般有可以拆卸的担架和担架支撑装置、药品、医疗器械和其他医疗护理用品。机舱医疗后送装置设置合理,舱门便于担架进出,舱内有照明设备和供氧医疗仪器使用的电源,伤员后送坐卧牢靠、舒适,医疗器械、设备使用方便。卫生飞机上配有卫生人员,负责空运途中伤员的医疗护理。

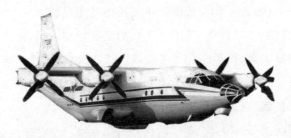

图 6-2-2　后送型卫生飞机

医疗型卫生飞机(图 6-2-3),主要用于医疗救护,必要时可以飞抵靠近前线的机场,开设飞机医院,故又称医院型飞机。这些飞机上都固定安装了比较完善的先进医疗设备,配备了急救药品和器材,在机上设立了固定的手术单元、危重伤员加强护理单元等,可在机上对伤员进行紧急外科手术和除颤、心电监护、呼吸复苏、吸氧等救治。

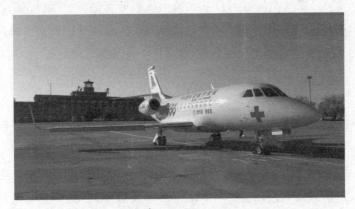

图 6-2-3　我国的医疗型卫生飞机

三、外军卫生飞机简介

这是美军"空中医院"卫生飞机,美军"空中医院"卫生飞机主要由 C-5"银河"大型运输机改装而成(图 6-2-4),分为上下两层,设有 50 张床位,机舱均有空调和增压装置,设有手术室、急救室、消毒室、血库、化验室、X 线室、外科治疗室和病房等,编有医生、护士、牙医、放射线技师、勤务保障人员等共 128 名,到达指定地点后 8～10 小时就可以全面展开工作。可为 3 000～5 000 人提供医疗服务,可接收一个空军中队的伤员进行初级医疗护理。

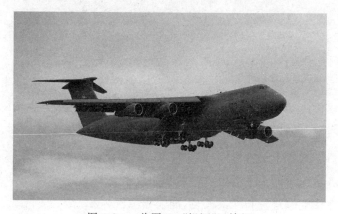

图 6-2-4 美军 C-5"银河"运输机

这是法军的空中医院,法军的空中医院由装载全套手术舱和护理舱的 C-130"大力神"运输机组成(图 6-2-5),机上配有发电、供水、供氧和空调设备。手术舱由三个隔间(室)组成,包括消毒室、麻醉与手术准备室、手术室,舱内配有紧急外科手术所需的全部医疗器械和设备。护理舱分为护理准备室和护理室。护理准备室内配有医务人员监护病人所需的各种医疗设备。护理室能展开 5 张病床,每张床都配有氧气瓶、血压计、床头监护仪、吸引器、增温器和通风装置,还配有救护平车、心脏除颤器等设备。

沙特也是发展和使用卫生飞机较早的国家,早在 1980 年,世界上第一所空中医院就在沙特阿拉伯诞生。沙特空中医院的飞机主要有 C-130"大力神"运输机,利亚加德 Z-2、Z-3 运输机和直升机组成,治疗主要在由 C-130"大力神"运输机改装的空中医院上进行,机上设有观察室、诊室和手术室,配有验血

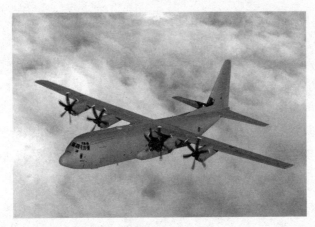

图 6-2-5   C-130"大力神"运输机

装置,X线透视室,拥有 40～55 个为危重病人准备的床位。卫生飞机上配有治疗和通信设施,对一些飞机上暂时不能诊断的疑难杂症,卫生飞机能在飞行中直接通过电台把患者的情况及时通知给地面接收医院。近年来,沙特又有一种新的机型加入卫生飞机的行列,即 DC 救援机。这是由大型 DC-8 系列国际远程型客机改装的卫生飞机,DC 救援机除有治疗所需的医疗设备外,其最大的优点在于能够进行长距离飞行,能连续飞行 20h。

国际 SOS 救护中心航空急救飞机由一架 8 人座喷气飞机改装而成,适合于长途飞行救援,最大飞行距离可达 4 500km,飞机上的医疗设备相当于一间内科急症病房。目前,国际 SOS 救援中心拥有 5 架航空急救飞机医院,分别部署在日内瓦、新加坡、北京和非洲,24h 值班待命。

此外,英、德、以、俄罗斯等国也都装备了专用卫生飞机,这些飞机上都固定安装了比较完善的先进医疗设备,配备了急救药品和器材,在机上设立了固定的手术单元、危重伤员加强护理单元等,可在机上对伤员进行紧急外科手术、心脏按摩和除颤、心脏监护、呼吸复苏、吸氧等救治。这类固定的卫生飞机已不单纯是为了后送伤员,而更加强调在机上对伤员进行救护,实际上类似于空中医院。

四、卫生飞机发展趋势

从发展趋势来看,空运救护将成为未来战争伤员后送的主要方式,卫生飞机包括救护直升机将成为伤员后送的主要工具。卫生飞机向专用化方向发展,机上设有固定的医疗设备,医疗卫生装备的配备越来越齐全,现代化程度越来越高,有些卫生飞机设有手术单元、危重伤员护理单元、传染病隔离单元,已具备在机上进行手术和危重伤员救护的条件;一些发达国家军队已开始发展具有现代化水平的空中医院。

卫生飞机具有广阔的发展和应用前景,它在平时意外伤害救护和战时空中卫勤支援,尤其是空军作战的远距离卫勤支援中占有十分重要的地位。它的使用标志着战场伤员救护已经由平面进入立体阶段,从而打破了传统的伤员后送和在地面固定医院接受专科治疗的模式,开辟了空中救护和后送一体化的崭新阶段。

随着社会进步和经济发展,卫生飞机必将有更大的发展,将会有更多、更先进的卫生飞机用于平时紧急医学救援和战时的卫勤保障。

随堂测试题:

1.【判断题】卫生飞机是航空运送伤员并提供专门进行医疗救护的飞机。

    A. 正确   B. 错误

2.【多选题】卫生飞机的用途:

    A. 抢险救灾   B. 远距离伤员救治

    C. 批量伤员的快速医疗后送   D. 在机场开设临时医院

3.【判断题】卫生飞机上不能做手术。

    A. 正确   B. 错误

4.【判断题】卫生飞机上必须配备医疗队。

    A. 正确   B. 错误

5.【判断题】客机短时间内很难改装成卫生飞机。

    A. 正确   B. 错误

6.【判断题】卫生飞机与伤员运输机最大区别在于在机上可以提供优良的专科救治。

    A. 正确   B. 错误

第三节　救护无人机

近年来,无人机风靡全球,特别是在军事上应用更是吸引眼球,为什么呢?

一、救援无人机的由来

无人机具有垂直起降、空中悬停、起飞着陆场地多样化、任务能力广泛等优点,可以突破战场和灾害现场环境、交通情况、地形地貌、力量部署和场地等局限,实现战场和灾后现场伤员搜寻、精准"点对点"伤员和医疗物资运送、灾情评估等,大大提高了卫勤救援工作的灵活性、快速性、精准性和高效性。

世界各国十分重视救援无人机的论证与研究。目前,救援无人机基于有人驾驶飞机和非载人无人机发展而来,安全性和可靠性有待进一步验证,但发展趋势很明显。国外在这方面的研究和应用较早,但普遍仍以引入军用无人机作为主要发展方式。目前,国内外主要有以下几种救援无人机。

二、国外救援无人机情况

第一种是美国 ULB 伤员后送无人机。这款无人机基于单涡轮有人驾驶直升机进行改装,包含飞行控制计算机、大气数据计算机、全球定位和惯性传感器等组件;在保留机械式操纵系统的基础上设置了电传操纵通道,响应驾驶员的操纵输入,实现单人飞行员驾驶和无人驾驶两种模式,可在无人驾驶模式下进行遥控操作或编程自主操作;其负载能力为 544kg,飞行速度可达 220km/h,这款无人机已于 2010 年 6 月在救援任务中复杂未知环境下完成着陆等自主飞行测试。

第二种是美国 KMAX 伤员后送无人机。该机采用双旋翼并列式结构,无尾桨、无传动和液压系统;机动性能好,动力装置为 1 台涡轮发动机,具有机体灵活、转弯半径小、悬停能力强、爬升速度快等特点,使用 GPS 进行自主导航,能够在夜间执行飞行任务;其负载能力为 3 109kg,飞行速度可达 148km/h,已于 2011 年 11 月至 2012 年 5 月在海军陆战队"持久自由行动"中完成无人机航空货物物流测试和货物补给评估。

第三种美国 BlackKnight 多任务医疗和伤员后送无人机。该机采用 8 组可折叠旋翼作为动力来源,在地面时将旋翼收起,起飞时将旋翼展开,底部安装有轮子可适应多种地形,负载能力为 453kg,飞行速度为 240km/h,可容纳 1 名伤员,已于 2014 年 3 月完成飞行测试。

第四种是美国 FlyingCar 无人机。这款无人机基于地面车辆改装,通过加装固定式双涵道风扇实现地面与空中的两栖机动,负载能力为 453kg,地面行驶速度为 128km/h,空中飞行速度为 233km/h,可容纳 1~4 名伤员或者 1~3 名伤员和 1~2 副担架,目前仍处于样机研发阶段。

第五种是美国战场医疗救护无人机(图 6-3-1)。该机采用可倾转双涵道风扇结构,实现垂直起降和空中快速机动,内部可容纳 1 名伤员,目前处于概念设计阶段。

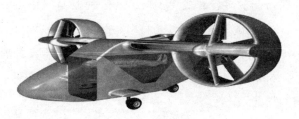

图 6-3-1　美军医疗无人机

第六种是以色列"鸬鹚"无人救护机。(图 6-3-2)以色列历来重视无人机技术的研究,开发了一系列与无人机相关的先进技术。近来研制的"鸬鹚"无人救护机,可在救护车或直升机无法到达的灾害现场实现垂直起降,用于营救伤员并迅速将其送往医院,提高他们的生存率。机身装有轮子能够应付复杂地形,可容纳 4 名伤员以及 1 名随行医生,负载能力为 476kg,飞行速度为 185km/h,处于飞行测试阶段。

三、我国救援无人机简介

近年来,我国无人机发展迅速,"大疆"无人机享誉世界,占据了微型无人机最大市场份额。但在救援和伤员后送无人机领域研究起步晚、技术积累少、重视程度不够,尚处于初步探索阶段,与国外先进水平存在明显差距。亿航智

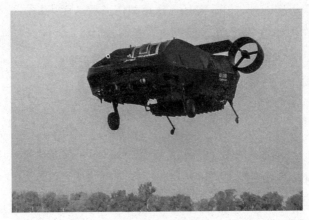

图 6-3-2　以色列"鸬鹚"无人救护机

能技术有限公司研制的多旋翼式无人机——亿航 184,采用 4 轴 8 桨多旋翼动力机构,选用环氧基碳纤维增强复合材料和航空铝合金作为结构材料,具有质量轻、结构坚固等特点,内部可容纳和固定伤员,可用于灾害现场的伤员后送,负载能力为 100kg,飞行速度为 100km/h,目前已于 2016 年 6 月在美国内华达州开展相关测试。

四、救援无人机运用

救援无人机运用于战场伤员后送,目前主要配置在战术区、战役后方区小范围使用,可以配备到旅团海上舰艇编队,在战术区将在救治机构之间进行伤员转送。该机也可以配备到战役后方,比如,码头救护所、火车站或卫生列车后送站、空军场站或空运后送站,用于医院之间短途伤员转送。

随着大型无人机的发展,大大增加了载重量和空间,配备完善的医疗设施装备,可以运送更多的伤员,就可以用于批量伤员的后送,甚至可以在战役和战略后方用于伤员的远程医疗后送。

救援无人机正呈现出智能化、综合化和体系化的发展趋势。立足需求,专注实用,打造高安全性、高可靠性和高实用性的救援无人机必将是今后的发展方向。

国内还试验了改装无人驾驶的水上飞机用于水上救援和伤员后送,取得了良好的效果,将为未来海上医疗后送提供新装备、新手段。

随堂测试题:

1.【判断题】救援无人机基于有人驾驶飞机和非载人无人机发展而来。

　　A. 正确　　　　　　B. 错误

2.【多选题】无人机具有哪些优点:

　　A. 垂直起降　　　　　　　　　　B. 空中悬停

　　C. 起飞着陆场地多样化　　　　　D. 任务能力广泛

3.【单选题】救援无人机运用于战场伤员后送,主要配置在:

　　A. 战术区　　　　B. 战役后方　　　　C. 战略后方

4.【判断题】救援无人机通常会配置在战略后方。

　　A. 正确　　　　　　B. 错误

5.【判断题】救援无人机可以运用战术区后送伤员。

　　A. 正确　　　　　　B. 错误

第三篇
战场伤员医疗后送组织与实施

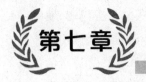

第七章

伤员医疗后送组织指挥

第一节　战场伤员医疗后送组织指挥

战场伤员医疗后送，是由联合指挥机构的卫勤部门主体负责组织医疗后送，协同军地有关部门和相关单位，运用陆地、水上、空中的各种运输工具，将伤员从前方向后方快速转移，并派出医疗后送队伴随保障，使伤员快速安全地后送到后方的活动。

一、伤员医疗后送的指挥体系

在组织医疗后送时，必须明确伤员医疗后送的指挥体系。

我们知道，伤员医疗后送工作是一项多部门联合组织协作的伴随医疗条件下的运输工作，其组织指挥实际上是对伤员运输工具和随行医务力量的调度，涉及航海调度、航空管制和铁路运输管理的一系列作战和军交运输部门协同组织问题。因此，伤员后送的组织指挥必须纳入统一的作战指挥体系，统一组织、统一指挥、统一调度。其指挥体系本身就与作战指挥体系一致，只是分属在不同的部门，分别负责伤员后送需求提报、需求汇总、后送方案制订、运输计划制定、力量派遣等。

我军伤员医疗后送，战役层级由战区卫勤、区域内各军种任务部队和联勤保障部队的卫勤指挥机构共同构成指挥体系，战役卫勤指挥其所属医疗后送力量，按区域划分组织实施伤员医疗后送。战术区医疗后送由任务部队卫勤指挥机构负责组织实施，指挥所属或加强的卫勤力量实施建制部队伤员医疗后送。

在以往的各国军队卫勤保障实践中，逐步形成了卫勤部门提需求、作战部门统一指挥、卫勤与运输部门联合实施的基本组织形式和指挥体制;航空、航海和军事交通运输指挥部门负责制定伤员运输计划,下达伤员运输后送指令,指挥、协调和控制伤员后送平台的安全运行;卫勤部门负责伤员后送的申请,派出人员协助联合指挥机构中的综合决策部门进行后送工作的筹划,同时,做好伤员后送的准备,派出医务人员对后送伤员实施途中监护与救治,组织伤员的前接与后转,以及伤员的交接等,指挥、控制、协调运输平台的安全运行,协同做好伤员和随行医务人员的生活保障,组织伤员上乘和下载等。

二、伤员医疗后送的组织实施

以上介绍了伤员医疗后送的指挥体系。下面还需要进一步了解伤员医疗后送是如何组织实施的。伤员医疗后送的组织实施,其实就是解决送多少、谁来送、如何送三个问题。

(一)解决"送多少"的问题

从专业角度来说,这就是卫生减员预计的问题。所谓卫生减员,就是指需要预计由卫勤保障机构进行医疗救治和后送的伤员的数量,也就是需要消耗卫勤资源的那部分减员,包括战伤减员、疾病减员、心理应激减员、意外伤减员等。

在作战准备阶段,各作战单位指挥机构会预计本次作战的卫生减员,以便筹划足够的医疗后送力量用以救治和后送伤员。

什么是卫生减员预计呢?卫生减员预计,就是测算各作战部队伤员可能发生的数量,及其在作战时间和空间的分布,以及减员高峰的伤员数量和分布。

准确地预计卫生减员,可以为筹划卫勤保障、部署卫勤力量和后送力量提供依据,解决战场伤员医疗后送需要后送多少,以及需要后送的伤员都发生在哪些部队、分布在哪些地方的问题。

(二)解决"谁来送"的问题

这就是指伤员医疗后送保障体系。

伤员医疗后送保障体系,其实就是指负责伤员医疗后送力量由哪些机构来构成。

我们知道,各级医疗救治机构同时具有医疗后送职能,兼顾伤员后送的准备、接收和后送中的救治等。因此,各级救治机构是伤员后送力量的重要组成。以伤员后送为主要职责的机构主要包括:负责陆地后送的汽车和卫生列车医疗队,负责海上后送卫生运输船和救护艇医疗队,负责空运后送的卫生飞机或运输机和直升机医疗队等。另外,医疗后送保障体系还包括各种后送工具,包括各种用于后送的汽车、装甲车、列车、船舶、飞机和直升机等。

(三)解决"如何送"的问题

这就是明白战场伤员医疗后送该如何组织实施。

在组织伤员后送时,通常由作战部队或医疗机构提出后送需求,按照卫勤保障计划规定的保障关系上报后送需求。如果后送需求在卫勤保障计划内的,负责后送保障的联勤保障部队或军种就派出力量实施后送。如果是不在卫勤保障计划范围内的临时伤员后送需求,按照指挥关系上报本区域负责后送指挥的部门,请求派出力量实施伤员后送。

作战准备期间,卫勤应当筹划足够的后送运力,将作战编成内的、上级加强和地方动员的医疗和后送力量,组织伤员后送医疗队,依托各级医疗机构,按作战方向,由前向后纵深梯次部署,形成战术后方、战役后方、战略后方紧密衔接的伤员后送体系。

战术卫勤组织兵力和上级加强的运力,配置在战术区比较安全的位置,负责战术区伤员的前接。

战役卫勤将编成内的、上级加强的和地方动员的卫勤力量共同编组成伤员后送医疗队,依托各级医院,形成作战保障区、后送中转保障区和后方支援区的医疗后送布局。

作战保障区,主要由野战医院或野战医疗所配置的汽车医疗队、直升机医疗队,直接到师、旅或码头救护所前接伤员。

中转保障区,由负责中转的指挥机构组织汽车医疗队、伤员运输队、救护直升机前接伤员,并在适当位置设置中转医院或伤员中转站,负责后送伤员的检伤分类和途中补充治疗与护理。

后方支援区,由战役卫勤组织汽车医疗队、列车医疗队和空运医疗队,负责前接和后转危重症伤员。

这样,就能保证战场伤员顺利地从前线往后方,快速、安全地后送,尽快地让伤员得到专业的治疗,减少伤员的伤死,减轻伤员的残疾。

三、未来医疗后送组织指挥的展望

未来是信息化条件下的战争,应该不再以人员杀伤数量为战争的目的,伤员发生的数量可能会大大减少,但伤员在战场上的分布会非常分散。而且,随着人类文明的不断发展,对士兵生命的重视会不断加强,战场伤员救护会越来越重要,对战场伤员的"实时感知"将成为现实,而对战场伤员医疗后送的时效性要求就更加迫切,这对战场伤员医疗后送的组织指挥的实时、高效、精准提出了更高的要求,需要有适应信息化条件战争的医疗后送组织指挥的信息化平台,才能满足未来战争对战场伤员医疗后送的新要求。

通过以上介绍,我们了解了伤员医疗后送的指挥体系,详细了解了伤员医疗后送的组织实施,解决了送多少、谁来送、如何送这三个问题。基本对战场伤员医疗后送的组织指挥有了清晰的认识,对于组织好伤员的联合立体后送提供了理论基础。

随堂测试题:

1.【判断题】卫生减员预计结果对后送力量部署影响巨大。

　　A. 正确　　　　　B. 错误

2.【判断题】伤员后送必须统一纳入联合作战指挥。

　　A. 正确　　　　　B. 错误

3.【判断题】美军有专门的伤员后送协调机构。

　　A. 正确　　　　　B. 错误

4.【多选题】战役层级伤员后送组织指挥,必须有哪些部门共同参与才能完成?

　　A. 运输投送　　　B. 卫勤　　　　　C. 军需

第二节　医疗后送文书

每次作战之后,中外各国军队卫勤部门都会进行医疗后送数据的统计工作,这些规范完整的医疗后送数据是我们研究总结卫勤保障经验教训,进行军事医学研究的重要资料。那你知道这些用于战后统计的医疗数据载体是什么?用什么进行记载吗?答案就是医疗后送文书。

无论是过去还是现在,中外军队在作战伤员救治中都会使用医疗后送文书。那什么是医疗后送文书呢?

一、医疗后送文书的概念与种类

简单地说,医疗后送文书就是战时救治机构记载和传递伤员伤病情况及救治经过的文字材料。医疗后送文书在战伤救治工作中,主要起到三个作用:第一它是各级救治机构救治伤员的依据;第二它的使用可以保持救治的连续性和继承性;第三它是战后我们总结战伤救治经验教训和开展军事医学研究的重要资料。

从世界主要军队使用的医疗后送文书种类来看,主要包括伤票、野战病历。下面分别进行介绍。

二、伤票的发展历程

世界各国都把伤票作为一种医疗后送文书,伤票是军队战时救治机构用于记录和传递伤员伤情、救治过程的一种格式化的纸质表格或卡片式信息载体,它能加快检伤分类速度、保持救治信息继承。无论是外军还是我军,"伤票"内容通常都包括有:姓名、性别、年龄、职务、部队番号、血型、过敏史等基本信息和伤部、伤情、伤类、伤势、救治措施、伤员后送机构等内容;记录方式多以手工书写或打勾填写为主。

伤票已存在有百余年的历史。世界上最早、最原始的伤票可追溯到第一次世界大战。在第一次世界大战的海上作战中,美军中有很多伤员落入水中,这些伤员从海上捞救上来之后,发现大多数人员都面目全非,导致他们的身份无法辨认,这就给救治和尸体安葬工作造成了极大困难。于是,在1917年5月12日,当时的美国海军部长约瑟夫·丹尼尔斯将军就发布了一个编号为294的命令。该命令要求每个上前线参战的官兵,都必须佩戴一个由镍-铜合金制成的,并刻有自己姓名、职务、出生年月、服役时间等信息的椭圆形的牌子,用来作为对参战人员身份的识别。当时,这种胸挂式的伤票在伤员身份的辨识和救治信息的记录上发挥了巨大作用。到了第二次世界大战,牌子上的内容又有了新的变化,增加了血型、破伤风疫苗接种记录以及宗教信仰等内容,这就是后来被大家所知道的"狗牌"。

美军伤票在近半个世纪中,经历了朝鲜战争、越南战争等重大战争的使用,发挥了重要的作用,但同时暴露出许多问题。

1976年4月,美国海军针对60年越南战争医疗救护中暴露出的许多问题,其中就包括伤票使用存在的问题,在弗吉尼亚组织召开了第一次战场医疗救护专题研讨会。会议明确指出,未来战场必须加强作战前沿医疗救治信息系统建设,以提高战场医疗救护水平和效率,于是提出要建立伤员信息管理系统的建议。1984年4月,美军在召开的卫勤信息化专题研讨会上展示了用于战场环境救治伤员使用的相关信息设备,如便携式电子计算机、条形码阅读器和电子标签等。1991年海湾战争爆发,使美军再次强烈地意识到需要大力加强战场救护信息系统建设,随即于1993年开始研制电子伤票。

美军在不断设计和改进电子伤票的同时,对纸质表格式伤票的研究与应用一直也在进行当中。为了改进纸质伤票,20世纪80年代初,美军颁发了三军统一"野战医疗卡"(图7-2-1)。2014年6月,经美国防部批准,美军"TCCC卡"替代"野战医疗卡"成为了全美军通用的制式"伤票"。

三、我军医疗后送文书

我军与外军一样,也非常重视医疗数据的统计工作。为了精确细致地完成战后医疗数据的统计,我军对医疗后送文书进行了统一规范。

我军规定统一使用的医疗后送文书有伤票、野战病历和医疗后送文件袋。医疗后送文件袋是为了保护伤票和野战病历不受损坏的纸质袋,为了防潮防损,也可使用塑料制作。

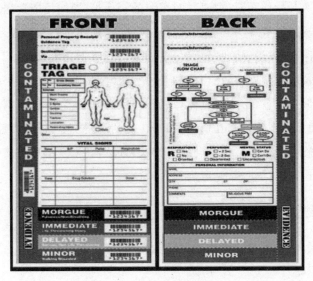

图 7-2-1　美军野战医疗卡

　　我军在解放战争中开始使用伤票，在朝鲜战争中伤票得到普遍应用。我军的伤票记载的信息主要是"伤员姓名、部级别和负伤时间、地点、伤部、伤类、伤情、伤势、诊断、救治措施及后送注意事项等"。使用的规则是：伤票由首次急救军医开始填写，如遗漏或伤员未经过现场急救，则后一级救治机构补填，伤员到达旅（团）救护所检伤时，应当完成伤票填写内容。伤票复写一式两份，存根由填写单位保留，伤票填好后随伤员一起后送，由完成伤员最终治疗的救治机构妥善保存。转运途中死亡的伤员的伤票，由善后处理单位保存。战斗、战役结束后，伤票及其存根上交战区，以便卫生部门进行整理汇总、统计分析。

　　我军伤票形式的变革开始于 20 世纪 90 年代，研制出"袖珍式电子伤票机"。继后又相继研制并推出战场数字化伤员和电子伤票系统，表明我军对伤票的改革创新已跨出可喜的一步，并正在向伤票内涵建设和更新的电子载体与传输技术方面推进。

　　另一种医疗后送文书——野战病历。野战病历是战时救治机构记载收容伤员的伤病情况和诊疗经过，并随伤员后送的医疗文件。它包括"病历首页、体温脉搏记录、伤病情变化及处置记录和手术、麻醉记录"等。在新体制下我军从旅救护所开始使用野战病历,对留治的轻伤员、暂时不能后送的重伤员和伤员均应填写。野战病历必须装入后送文件袋,随伤员一起后送,由完成最终治疗的机构保存,战役、战斗结束后,整理装订逐级上交至战区。

从时代发展的角度看,在当前和今后一段时间,医疗后送文书纸质和电子两种载体的形式应该是并存的,就像纸质伤票与电子伤票、纸质病历与电子病历一样,其相互关系应是相互依赖、相互转化、互为补充。但毋庸置疑的是,医疗后送文书的电子载体与信息利用的方式、方法,在未来信息化战争中肯定会作为主流模式被广泛使用,并产生重大的技术与军事效益。

随堂测试题:

1.【判断题】伤票应由首次军医急救填写。
   A. 正确　　　　　　B. 错误

2.【多选题】我军规定医疗后送文书有:
   A. 野战病历　　　　　　　　B. 伤票
   C. 医疗后送文件袋　　　　　D. 伤员登记簿

3.【多选题】野战病历是战时救治机构记载收容伤员的:
   A. 受伤情况　　　B. 后送情况　　　C. 诊疗情况

4.【判断题】伤票由首次进入的救治机构开始地填写。
   A. 正确　　　　　　B. 错误

5.【判断题】伤员登记本是规定的医疗后送文书。
   A. 正确　　　　　　B. 错误

第三节　电子伤票

电子伤票是在纸质伤票的基础上发展而来的。

伤票是战时一种记载人员负伤及救治处置情况的医疗后送文书。分为纸质伤票和电子伤票两种。在以往作战中,纸质伤票在战时保持伤员救治的连续性和继承性方面发挥了非常重要的作用,但也暴露出许多不可回避的问题。比如说,纸质伤票容易破损和缺失、信息描述也不能达到完整和统一,可能会导致各级救治机构对伤员的重复验伤,这样就会影响伤员救治的连续性和有效性,以致错过战伤救治的"黄金时间"。

为克服纸质伤票的不足,世界各国军队都在不断地改造和完善伤票。20世纪90年代,外军将计算机、电子、多媒体、网络、通信、传感器、生物工程等技术,应用到作战人员的伤情采集、记录、传输、分析的信息系统与设备的研制当中,收到了显著成效。于是,电子伤票应运而生。

那什么是电子伤票呢? 简而言之,电子伤票就是指以电子化形式存在的伤票。它与纸质伤票最大的不同在于,电子伤票是用计算机、条形码、射频标签等电子媒介来记录和保存伤票信息的。

一、美军电子伤票系统

先看一看美军的电子伤票系统(图7-3-1)。美军伤票经历了从铜身份牌到纸质伤票,再到电子伤票的过程。这张图片显示的是美军电子伤票系统。从图片可以看出,美军的电子伤票系统主要包括:士兵电子数据卡、卫生员手持处理器(PDA)和救护所计算机与通信系统三个部分。跟传统的纸质医疗文书相比,电子数据卡具有耐用性强、便携性好、操作简便、数据容量大、能进

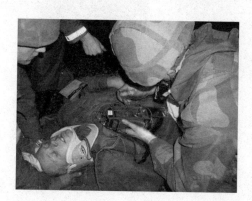
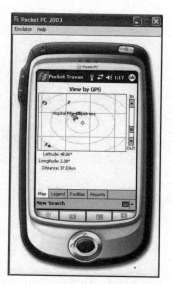

图7-3-1　美军电子伤票系统

行有线或无线信息传输等优点,士兵佩戴这种电子数据卡,就可以实现战场上对单兵生命状态的实时监视,以及伤员后送及后续治疗的信息记录。卫生员手持处理器(PDA)可以读写电子数据卡,记录伤员的情况,查询伤病救治的基本知识等。救治机构计算机与通信系统,可以与电子数据卡、卫生员手持处理器(PDA)进行各类信息数据的传输,指挥员可以通过它们之间的无线通信,实时了解伤员发生情况和卫生员所处的位置。

二、我军电子伤票系统

为适应未来信息化战争要求,我军对战时卫勤保障信息系统建设提出了更新更高的要求,其中最具代表性的就是"电子伤票系统"的研制与应用。(图7-3-2)

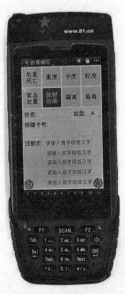

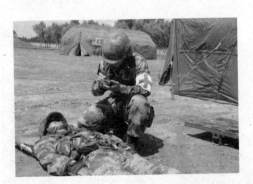

图 7-3-2 我军电子伤票系统

曾有《解放军报》新闻报道,初冬时节,在东部战区某部组织的一场实兵对抗演练中,战场救护呈现新景观:"野战单兵搜救系统"显示屏上,一个个闪烁的红点清晰地显示出伤员的准确位置。演练中,官兵手腕上都佩戴着一个手表大小的信号发射器,伤员可自主发射求救信号,搜救小组依照电子导航图选择就近路线前往搜寻。待搜救人员找到伤员后,只见军医从伤员身上取下"手表",插入"伤员信息手持机",医护人员在手持机上轻轻一点,几秒钟就完成了伤员的分检,数分钟便可将战伤分类汇总,然后将信息发送至野战救护所。这就是我军研制的电子伤票系统。据演练人员介绍,使用电子伤票系统,一名"重伤员"从送到救护所到上手术台,整个过程只需 2 分钟。(图 7-3-3)

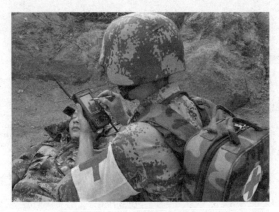

图 7-3-3　使用电子伤票系统

我军研制的电子伤票系统是以超高频射频识别、条码、短距离无线通信等为核心技术,系统由单兵电子伤票卡、伤员信息手持机、电子伤票数据桥接器、电子伤票读写器、计算机无线数据收发器、电子伤票管理系统等软硬件所组成。该系统可用于单兵基本信息,如姓名、单位、血型、过敏史等,伤员伤情信息和医疗救治信息的采集、处理、存储和传输,在伤员后送的同时,即可实现从火线—各级救护所—后方医院的救治信息逐级传递,具有采集信息完整准确、处理信息快速便捷、存储信息永久可靠、传输信息方便的特点,可实现战场卫勤信息共享,提高伤员整体救治效率和战场卫勤指挥辅助决策能力。

伤员通过各级救治机构时,通过手持式读卡器,可以迅速了解伤员的伤情、伤部、伤类、伤势、处置情况、注意事项等信息,使接收伤员的救治机构能快速做出伤员分类,并给出快速诊断治疗。同时,电子伤票还能通过对数据信息的统计分析、网络传输,使救治机构提前获知可能面临的救治任务,可及早做好伤员的前接、后送和医务人员的组织及药材、血液与卫生装备的筹措、准备工作。电子伤票通过将医疗文书电子化,采用电子数据医疗卡的形式,可以将士兵长期的健康状况、历次负伤情况等详细记录下来,有利于为士兵在负伤后获得确定性治疗,直至最后康复,提供宝贵的医学资料。电子伤票利用信息化手段进行医疗文书的管理,也可以极大地提高战时医疗后送信息的管理水平,为战后进行统计分析、总结卫勤保障经验提供极大地便利。

三、电子伤票系统的应用前景

回顾我军伤票演变历史,几十年来,我军卫勤保障一直采用纸质伤票载体、手工作业、人工传递的传统作业模式,电子伤票系统的应用将使伤票作业模式发生根本性改变。

改变之一,在战场伤员信息管理上,建立了全军统一规范的伤员数据标准,实现了战救信息集中管理与分发利用。

改变之二,在作业流程上,在战前完成参战人员个人信息预置,实现战地伤票填写快捷,保证了伤员个人基本信息的唯一、准确和完整。

改变之三,在作业组织方式上,可灵活采用连、营军医独立作业,亦可在伤员分类场多小组联合协同检伤分类作业且信息可交互共享。

改变之四,在伤员救治信息传递上,救治信息即可随伤员后送传递,亦可先行传递,满足对伤票信息的不同利用需求。

改变之五,在大批量伤员分类时效上,在分类场用伤员信息手持机可在10余秒内一次读取近百名伤员的信息,并自动显示"毒""急""隔""染"不同伤员,大幅度提高批量伤员集中分检分类后送的速度。

改变之六,电子伤票系统可自动快速统计汇总伤员信息,改变了伤票信息手工统计汇总的模式。

改变之七,伤票信息可借助通信手段先于伤员到达后方指定救治机构,确保伤员后续救治准备工作的提前和有针对性。

改变之八,卫勤指挥机构具备动态查询伤员在时间、空间、单位分布的动态变化,为指挥决策提供依据。

随堂测试题：

1.【判断题】电子伤票可记载和传输伤员救治和后送信息。

    A. 正确   B. 错误

2.【判断题】电子伤票可以加入定位功能。

    A. 正确   B. 错误

3.【多选题】未来电子伤票可以记载伤员：

    A. 伤病情况   B. 诊疗过程

    C. 专科手术情况   D. 后送情况

4.【多选题】与纸质伤票比电子伤票有何优势：

    A. 可实现战救信息集中管理   B. 可提高分类速度

    C. 可实时查询减员情况   D. 可自动快速统计伤员信息

5.【判断题】伤票按照存贮介质可分为纸质伤票和电子伤票两种。

    A. 正确   B. 错误

第四节　红十字标志

有这样一个标志，它跨越种族、疆域和时空，在硝烟弥漫的战场，在水火横行的灾区，在疫情肆虐的城镇，用救死扶伤的人道主义精神，给呻吟的伤员、无助的人们带来生命、力量和希望。它，就是红十字标志！

一、国际红十字会的起源

要了解红十字标志，就不能不了解国际红十字运动的起源。关于国际红十字运动的起源，后人给它总结了几句话：一个人、一场战争、一本书、一个组织和一个标志。

亨利·杜南，于1828年5月8日出生于瑞士日内瓦。杜南从小受人道思想的熏陶，十分关心社会底层的穷苦人。1859年6月，法军和撒丁军与奥地利陆军为争夺意大利北部伦巴底地区而交战，大批断臂残肢的伤兵被遗弃在战场上，无人救护。富有同情心的杜南，联系当地一所教堂作为临时救护所，并与法军军医总监取得联系,释放数名奥军军医俘虏,负责治疗工作。他还到附近的村庄,动员和组织当地的居民一起投入到救护当中。后来,亨利·杜南根据他在索尔弗利诺的所见所闻和救护伤兵的故事,撰写了《索尔弗利诺回忆录》一书,这本书出版后很快在欧洲各国引起巨大反响。

1863 年 2 月 9 日,伤兵救护国际委员会在日内瓦成立,杜南担任秘书,于是,红十字国际委员会的前身就这样诞生了。1863 年 10 月 26 日至 29 日,16个国家的 36 名代表在日内瓦召开了国际会议,会议通过十项决议和三项建议。会议特别主张:①在每个国家成立救护委员会,以便在战时协助陆军医疗队进行救护工作;②平时开展训练男护士的工作;③救护车、陆军医院和医务人员中立化;④采用统一的识别标志即白底红十字旗帜和臂章。1864年 3 月 8 日,在普鲁士与丹麦之间爆发的日勒苏益格战役中,佩戴红十字臂章的救护人员第一次在战场上出现,并提供人道服务。从此,白底红十字旗帜逐渐飘扬到世界各个角落。1864 年《日内瓦公约》制订以后,红十字标志得到了广泛使用和尊重。伤兵救护国际委员会的工作内容也不断扩充,不仅仅局限于伤兵救护。于是,在 1880 年伤兵救护国际委员会正式更名为红十字国际委员会。

二、红十字标志及战时使用

当前,红十字运动标志的类型主要有三种,即白底红十字标志、红新月标志和红水晶标志。

第一种是白底红十字标志,这是红十字会的通用标志。该标志的确定是为了表示对国际红十字会创办人亨利·杜南及其祖国瑞士的尊重与敬意。在这个标志中,红十字代表人类为流血的患者服务,白色代表平安。很多人都以为红十字就是简简单单的一个红色粗体十字,其实不是,红十字标志通常是由五个大小相等的红色正方形拼合而成的。

第二种是红新月标志,该标志与红十字标志具有同等的地位,应用于信奉伊斯兰教的国家。这里要注意的是,在一个多民族、多宗教信仰的国家不可以同时使用红十字和红新月标志。

第三种是红水晶标志。红水晶标志于 2006 年引入,与红十字及红新月标志具有同等地位。2007 年 1 月 14 日,国际红十字与红新月运动正式启用了"红水晶"标志。我们不仅需要知道红十字标志,更需要了解红十字标志的正确使用,使它在关键时刻能够最大限度地发挥人道救援作用。红十字标志在战争中有什么样的使用原则呢?

战争中使用红十字标志,是受到日内瓦公约及其附加议定书等国际法保护的。红十字标志应当正确地显示在醒目位置,方便辨认,而且不得在标志上添加任何内容,比如,在红十字上加黑边、在红十字中写字、改变红十字的白底背景、在红十字周边白底上添加图案或文字等都是不符合规定的。日内瓦公约及其附加议定书中明确规定了红十字的使用和它所起到的保护作用。例如,第十九条规定"医务部门的固定医疗所、流动医疗队,在任何情况下不得被攻击,而应随时受到冲突各方的尊重及保护。"第二十条规定"受日内瓦公约保护的医院船,不得自陆上加以攻击。"第四十一条规定"在有关军事当局授权下,白底红十字标志应标明于旗帜,臂章及医务部门使用的所有设备上。"例如,美军"舒适"号医院船的船体上就有 9 个巨大的红十字标志,在白色船体的映衬下显得十分醒目,在海上远远地就能"辩别它的非战斗性质"。因此,在战时授权使用红十字标志的对象,应当是从事救护伤员的军队医疗力量及其所有装备设备,而且交战双方对使用红十字标志的人和物不得进行攻击。

三、我国战场上的红十字

中国红十字会和国际红十字运动一样,也是起源于战场救护,并在战场救护中发展壮大起来。战时的红十字组织是军队建制卫勤保障的重要补充,一直是不可或缺的重要力量。在我国的北伐战争、抗日战争和抗美援朝战争中,中国红十字会组织的医疗救护工作都发挥了重要作用。

1937 年"七七事变",拉开了中国全面抗战的序幕。中国红十字会总会以"事起仓猝,由上海派员前往,势必需要",乃急电救护委员会华北分会"从速组织救护队,赴卢沟桥方面救护"。平津失陷后,总会首先组织重伤手术组在国民政府所办的"野战""预备""兵站""后方"各种医院实施重伤手术,以华北协和医院、山东齐鲁大学医科同学为基本人员,会同青苑县分会赴卢沟桥、天津、廊坊等地从事战地救护。此外,中国红十字会总会还派出三支救护医疗大队奔赴前线。在敌后战场上,中国红十字会对八路军、新四军伤员的医疗救护给予了高度重视。1937 年底,中国红十字会首批派出第 7、第 23、第 39 三支医疗队奔赴西北,协助八路军开展医疗卫生救护工作。其中,第 23 医疗队被派往第二后方医院负责伤员的手术治疗。第二后方医院位于延安东 80 里的甘谷驿,是距离前线最近的后方医院。第 23 医疗队的服务对象主要是八路军和山西新军的伤员,其中包括周恩来、王稼祥等部队首长。后方医院的医疗救护工作异常繁重,队员几乎处于超负荷工作状态。第 23 医疗队在陕北的近 800 天中,完成各类大小手术 3 000 余例,无一死亡病例,这在红十字会历史上是不多见的。

除了战场,中国红十字会在国内历次重大自然灾害救援中,也发挥着越来越重要的作用。在 1987 年大兴安岭火灾、1991 年华东特大洪灾、1998 年三江流域洪灾、2003 年抗击非典、2008 年汶川大地震、2020 年抗击新冠肺炎疫情等重大灾害中,中国红十字会反应迅速,积极募集款物,为国家应对灾害做出了重大贡献。

2013 年 5 月 13 日,习近平主席在会见红十字国际委员会主席莫雷尔时,深情地说道:"红十字不仅是一种精神,更是一面旗帜,跨越国界、种族、信仰,引领着世界范围内的人道主义活动。"

一旦有危难,红十字标志就是一盏灯,虽不能驱除黑暗却给人以生的光亮,而战场上飘扬的红十字,不仅是对生命的尊重与敬畏,更是守护我们每一名作战官兵生命健康的希望。

随堂测试题:

1.【判断题】红十字会提供的灾害救援应该是无偿的。

  A. 正确   B. 错误

2.【判断题】红十字标志在战场上是受到保护的。

  A. 正确   B. 错误

3.【多选题】国际红十字会规定的标志的类型有:

  A. 白底红十字标志   B. 红新月标志

  C. 红水晶标志   D. 红狮子标志

4.【判断题】武装冲突时,红十字机构意味着可以为冲突双方都可提供救援。

    A. 正确   B. 错误

5.【判断题】中国红十字会和国际红十字运动一样,也是起源于战场救护。

    A. 正确   B. 错误

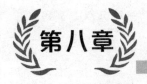

第八章

陆海空医疗后送组织实施

第一节　陆上医疗后送组织实施

关于"陆上医疗后送的组织实施",我们主要介绍陆上医疗后送力量、陆上医疗后送流程等内容。

大家知道,陆上医疗后送,是战场上最常见也是最传统的医疗后送方式,是战役和战略后方卫勤保障的依托。陆上医疗后送是指通过地面的医疗后送力量的协调配合、共同完成高效医疗后送任务的过程,既包括医疗救治机构之间的伤员后送,也包括中转机构之间的伤员转运,通常由陆军和联勤保障部队为主组织实施。

一、陆上医疗后送力量体系

陆上医疗后送力量有战略、战役、战术层次之分,包括各级部队建制、加强支援和地方动员的医疗后送分队和卫生运力。

医疗后送分队大致分为部队建制卫勤分队和支援医疗后送力量,建制卫勤分队指师以下部队建制卫勤分队开设的救护所。支援医疗后送力量是指后方抽组的以后送为主要功能的机动卫勤分队,如卫生列车和汽车后送医疗队等。这些力量的最大特点是运中有救、运救结合。

陆上医疗后送体系是将作战编成内的、上级加强和地方动员的医疗后送力量组织成伤员后送医疗队,依托各级医疗机构,按作战方向由前向后纵深梯次部署,形成战术区、战役和战略后方紧密衔接的陆上医疗后送体系。

在战术区,由于作战任务与作战环境不同,靠近作战前沿地域时,机械化部队后送工具以履带式装甲车辆后送为主,摩托化部队以轮式车辆后送为主,同时也使用直升机后送。战术卫勤,组织本级和上级加强的运力,配置在旅救护所以前各级救治机构,负责战术后方伤员的前接。

战役后方使用卫生列车、伤员运输车等实施后送陆上医疗后送。战役卫勤,将编成内的、上级加强的和地方动员的卫勤力量,共同编组成伤员后送医疗队,依托各级医院,形成作战保障区、后送中转保障区和后方支援区的医疗后送布局。

战略卫勤,主要是调控补充各战区后送力量,加强到重点区域或部位,同时派出卫生列车或飞机进行支援保障。

二、陆上医疗后送流程

了解了陆上医疗后送力量体系,我们再介绍医疗后送的大致流程,主要有以下环节。

(一)进行后送筹划

首先,是后送筹划。各级卫勤部门要根据减员情况,以及作战样式和战场地理环境对伤员后送的影响,对需要在陆上进行后送的伤员数量和所需的运力进行预计,提出后送计划和运力需求计划。

战术区伤员后送主要由各级前接完成,其所需的运力由任务部队卫勤部门预计并报本级后勤部门,协调投送部门组织实施。如所需运力超过本级所有时,向负责保障的联勤保障中心提出申请。

战区卫勤负责汇总各任务部队前接伤员的需求,由投送部门组织运力,由负责保障的联勤保障中心或军种组织实施。如果现有运力不能满足需求时,由投送部门测算动员需求并上报,由相关机构负责筹划运力支援。

战区卫勤按照伤员运输计划,向伤员起始后送与伤员接收卫勤保障机构转发伤员运输计划相关内容,并进行时间、地点、交接等协同,协调解决伤员后送各方存在的困难和问题。

（二）组织实施后送

医疗后送请求通常由任务部队发出，上报各级卫勤部门，同时流转至就近医疗后送机构。由战区卫勤部门统一整合区域内军种和联勤保障部队的陆上医疗后送资源，各级救治和后送机构密切协同配合，各种陆上运力统筹使用，组织实施伤员的医疗后送。

战区、军、旅的医疗后送保障由成建制的救护车、运输车提供。在后送过程中，要最大化利用地面救护资源来保障救治不间断、治疗不中断。后送平台必须具备与所保障部队保持齐步并进，同时保障伤员伤情稳定的能力。参与医疗后送的人员应在伤员监测和诊断设备的辅助下，为伤员提供最为优良的全程救护，尤其应具备途中紧急情况处置能力。

三、应关注的重难点问题

以上了解了陆上医疗后送流程，我们再来了解一下在医疗后送过程中，应关注的重难点问题。

一是配足运力。在发生大批伤员时，我们应集中组织运力突击后送，避免大量伤员滞留一线。未来作战，应借鉴以往经验，根据作战样式、战场环境，科学预计伤员后送量，在重点环节、重点阶段、重点部队，配足专用医疗后送运力。

二是前伸运力。装甲救护车、两栖装甲救护车具有防护性能好、机动能力强的特点，应加强配置给执行抢滩登陆作战和进攻作战任务的连、营；野战救护车、伤员运输车，以及前送物资的回程车，在条件允许的情况下，应当尽量前伸到营、团救护所，充分发挥机动运力后送速度快、机动性强的特点，使火线伤员能得到及时救治和后送。

三是强化组织协同。统一调控运力，把有限的运力统筹好、运用好，最大限度地提高后送速度和救治质量；同时在后送途中设置伤员转运点，这样有利于运力的接续，提高救治效率。

四是注重陆地和空中的衔接，虽然是陆路后送，但要善于利用陆航部队直升机进行后送，在我军掌握制空权、战场情况允许的条件下，可以探索直升机前伸到旅救护所前接伤员,可以大大缩短伤员救治时间。

以上我们介绍了"陆上医疗后送组织实施"的要点内容。随着战争形式的变化、科学技术的发展,陆上后送在智能化、无人化、野战化等方面也出现了一些新的变化进展,相信在未来战场卫勤保障上,陆上伤员医疗后送会更加快捷、安全、舒适。

随堂测试题:

1.【判断题】陆上医疗后送是最传统的最常见的后送方式。

A. 正确 B. 错误

2.【判断题】陆上医疗后送必须由陆军指挥。

A. 正确 B. 错误

3.【多选题】陆上医疗后送主要由哪些军兵种负责实施?

A. 陆军 B. 海军

C. 空军 D. 联勤保障部队

4.【判断题】陆上医疗后送在某些区域可由陆军统一指挥。

A. 正确 B. 错误

5.【判断题】卫生列车医疗后送由陆军指挥。

A. 正确 B. 错误

第二节 海上医疗后送组织实施

海上医疗后送就是综合运用海空运输力量跨海后送伤员,并在后送途中不间断地提供医疗救治和护理。后送伤员主要包括来自海上舰艇编队和岛礁的伤员,下面我们分别介绍这两类伤员后送的组织实施。

一、舰艇编队伤员医疗后送

海上舰艇编队执行任务时,舰艇上发生的伤员是否得到妥善的救治和后送,关系编队每一名指战员的生命和健康,是编队指挥员非常关注的问题。

海上舰艇编队伤员医疗后送是在编队指挥所指挥下,充分利用海上各种后送力量将编队伤员从伤病发生的舰艇,安全转送到海上更高级医疗救治机构,直至后送到陆地后方医院的整个过程。

舰艇编队伤员要得到及时的救治,需要在舰艇上有实时的战、现场急救,舰艇之间有安全可靠的换乘,编队能及时提供紧急救治和早期治疗以及能够快速地组织伤员的后送。我们先看一看海上舰艇编队都有哪些医疗后送力量。

(一)海上舰艇编队医疗后送力量

海上舰艇编队医疗后送力量主体是舰艇救护所、编队救护所以及负责伤员转送的直升机和运输舰船,还可编配医院船、救护艇等专门的卫生船舶。通常我们还会给它加强支援力量,这些力量包括从后方动员和抽组的海、空伤员医疗后送力量,例如,海上医疗队、卫生运输船、水上飞机和救护直升机等。

(二)海上舰艇编队医疗后送的流程

海上舰艇编队按任务分海上机动作战编队、登陆编队、海上护航编队等;按舰种分航空母舰编队、驱逐舰编队、导弹艇编队、勤务船编队等。这里我们着重了解相对比较复杂的航空母舰编队和登陆作战编队医疗后送流程。

1. 航空母舰编队

航母编队是以航空母舰为核心,编配警戒、支援舰艇等组成的。通常由航空母舰、巡洋舰、驱逐舰、潜艇、支援舰等组成。支援舰通常会编配综合补给舰,中远海作战时也可能再编配医院船。

如果航母编队不编配医院船时,通常会在综合补给舰配备野战医疗队充当编队救护所,提供编队的最高级别的医疗救治,可以实施紧急救治。编队里其他舰艇发生伤员需要紧急手术时,通过直升机或其他手段换乘到综合补给舰进行处置,再侍机组织实施向陆上后送。

航母编队没有编配医院船时的医疗后送按照如下流程进行:伤员在舰艇救护所处置后,如果需要紧急手术就通过直升机或其他手段换乘到综合补给舰的编队救护所,处置后待生命体征稳定,再侍机组织实施后,送到码头救护所或野战医院。

如果航母编队在中远海作战时，还可能编配医院船。医院船配备医疗力量，能够提供更加完备的医疗救治条件，可以进行专科检查、手术和重症护理，确保在长时间海上作战行动期间，能够最大程度减少伤员的伤死、减轻伤员的伤残，真正实现"医疗与士兵同在"。经过医院船救治后的伤员，待生命体征稳定后，再待机组织后送到陆上医疗机构。

航母编队编配医院船时的医疗后送按照如下流程进行：舰艇救护所伤员需要进一步治疗时，就通过直升机或其他手段换乘到医院船，经过医院船救治后如果还需要专科治疗，待生命体征稳定后，再待机使用舰船、直升机或其他后送工具后送陆上的后方医院。

2. 登陆编队的医疗后送

登陆编队是由负责输送登陆兵及其武器装备到预定登陆场的登陆输送队和海上掩护队、火力支援队、排雷舰艇队、海上保障队等组成，主要担负登陆部队装载、航渡输送和保障登陆部队夺占登陆场等任务。海上保障队通常编配防险救生船或援潜救生船，有时会编配综合补给舰，而且通常会在综合补给舰加强医疗队开设编队救护所，负责整个登陆编队的伤员收治和后送准备。

登陆编队发生伤员分两种情况，一种是登陆输送队发生伤员，另一种是除输送队以外的其他舰艇发生伤员，其医疗后送流程稍有不同。

当登陆输送队发生伤员时，装载码头部署的码头救护所救治后送岸边伤员，部署在近海的海军救生船舶负责捞救落水人员，由联勤保障部队派出运力前接码头或近海回送到岸的伤员。此时，登陆兵部队正在装载上船，不展开救治机构。在航渡期间，登陆舰艇上发生的伤员，必须前带至冲击出发线，由回程空船或其他舰船带回我岸。

登陆输送队伤员的医疗后送按照如下流程进行：装载上船时，装载码头和近海发生的伤员，由码头救护所负责收治，然后由联勤保障部队派出的运力将伤员后送到野战医院。在航渡期间，伤员经舰艇救护所处置后，随回程空船或其他舰船回送到我岸码头救护所。

另一种情况，即除输送队以外的其他舰艇发生伤员时，舰艇救护所负责急救,并择机将危重伤员换乘回送到岸;潜艇受创时发生伤员,由防险救生船或援潜救生船救治后,由救护直升机吊运换乘到综合补给舰上的编队救护所处置,待生命体征稳定后回送我岸。

登陆输送队以外舰艇的医疗后送按照如下流程进行:伤员在舰艇救护所处置后,换乘后送到码头救护所或野战医院。

潜艇伤员经过急救后,换乘到防险救生船或援潜救生船,再(直升机或吊篮)换乘到综合补给舰的编队救护所,经处置后再后送到码头救护所或野战医院。

同时,海军在作战海域部署一定数量的救护艇、水上飞机等捞救力量,负责捞救和回送落水伤员后送到码头救护所或野战医院。

二、岛礁伤员医疗后送

在岛屿和海上实施联合作战,通常是海陆空等各军兵种部队在联合作战指挥部统一指挥下,遂行多种作战样式的作战行动。在这种情况下,组织实施伤员医疗后送将涉及多军兵种协同、海陆空衔接、伤员换乘、信息共享等诸多需要考虑的因素,这会给医疗后送带来很多不可预料的困难。

如何构建完善的岛礁跨海立体医疗后送体系呢?我们先回顾一下英阿马岛战争中英军的跨海立体医疗后送体系。

(一)马岛战争中的英军立体医疗后送体系

英阿马岛战争中,英军就根据远海岛屿进攻作战样式的实际,构建了当时比较完善的跨海立体医疗后送体系,取得了很好的效果,为最后取得战争的胜利起到了非常重要的作用。

英军要远赴13 000km以外的马尔维纳斯群岛作战,必须根据实际地理情况构建完善的远海医疗后送体系,构建了"蛙跳式"立体医疗后送体系实施跨海医疗后送。为了解决跨海后送伤员的问题,英军在阿森松岛建立了中转基地,将岛上医疗机构为军方所用。另外还占领了距离马尔维纳斯岛600km的南乔治亚岛作为支援,并在岛上开设野战医院。在马尔维纳斯岛附近的海上部署了"乌干达"号医院船,这是一艘排水量17 800T,改装后可展开300张床位的医院船。

另外还有一艘排水量 40 000T "堪培拉" 号客轮,在改装成运兵船的同时,还对船上的医疗设施进行改装,增添了大量医疗设备,作为预备医院船。

同时,英军动用了 7 种型号近 200 架直升机执行各项任务,大量利用直升机在海上实施伤员的医疗后送。据战后统计,英军由直升机后送的伤员占到了伤员总数的 95%。由于直升机后送伤员速度快,受气候、海情的影响小,有效地解决了海上伤员换乘困难的问题,是岛礁跨海医疗后送最重要的手段。

(二)岛礁跨海立体医疗后送体系的构建

从马尔维纳斯群岛之战中英军的经验我们可以得知,如在中远海作战时,岛礁跨海医疗后送需要在适当海域部署医院船、救护艇、卫生飞机和伤员运输船,多采用岛礁之间的 "蛙跳式" 的方式构建立体后送体系。

未来我军岛礁跨海医疗后送体系可以考虑构建如下:在岛屿或岛礁作战时,可以在较大的岛屿上展开野战医院,收治从岛礁或海上转送过来的伤员,使用直升机或救护艇组织前接伤员,并使用卫生运输船实施远途的医疗后送。而在较小的岛礁上,展开野战救护所对伤员进行急救,然后尽快组织后送,岛礁之间可使用直升机或救护艇转送伤员。

如果作战海域离大陆较远,比如,200 海里以上,超过直升机常规航程,通常要在适当的海域部署医院船,成为海上漂浮的医院,为远离大陆的伤员提供专业的医疗救治。岛礁上的伤员可以通过医院船的救治,在生命体征相对比较稳定后,再使用卫生运输船、伤员运输机、救护直升机等运输工具后送到大陆的后方医院。

(三)岛礁跨海立体医疗后送流程

了解了未来岛礁跨海医疗后送体系,我们再明确一下岛礁跨海立体医疗后送的一般流程。通常情况下,我们会将岛礁伤员先转送至附近部署野战医院的岛屿或转送至海上医院船救治。处置以后,伤员如仍需后送,再使用救护艇、卫生运输船、伤员运输机、救护直升机、卫生飞机等后送回大陆。

英军构建的"蛙跳式"立体医疗后送体系就是使用直升机将岛礁伤员或舰艇伤员,转送到医院船或南乔治亚岛的野战医院,再通过海上医疗队的后送船舶或伤员运输飞机,将重伤员后送到阿森松岛医治,待生命体征稳定后侍机回送英国本土医院。

纵众观世界各国军队,海上医疗后送涉及伤员在海上、空中运输工具间的换乘,在组织实施时,会受到气候、环境等因素影响及军兵种协同复杂的客观现实,这不仅是海军所要研究和解决的问题,也是当前我军卫勤保障部门必须关注的重难点问题,还需要进一步的研究与探索。

随堂测试题:

1.【判断题】海上医疗后送通常既使用卫生船舶又使用勤务船舶。

A. 正确 　　　　　　　　　　　B. 错误

2.【判断题】近海作战时通常会部署医院船。

A. 正确 　　　　　　　　　　　B. 错误

3.【多选题】卫生船舶主要包括:

A. 救护艇 　　　　　　　　　　B. 援潜救生船

C. 卫生运输船 　　　　　　　　D. 医院船

4.【判断题】岛礁伤员医疗后送通常采用"蛙跳式"保障。

A. 正确 　　　　　　　　　　　B. 错误

5.【判断题】舰艇编队救护所接收舰艇换乘来的重伤员。

A. 正确 　　　　　　　　　　　B. 错误

6.【多选题】英阿马岛之争英军医院船是:

A. "维纳斯"号 　　B. "乌干达"号 　　C. "鄂毕"号

第三节　空运医疗后送组织实施

空运医疗后送具有时间短、效率高、后送快等优势,是一种迅速、舒适的伤员后送方式。现代战争中越来越多的国家趋向于采用空运方式后送伤员。空运医疗后送将成为未来战场伤员立体后送体系的重要方式,建立空运医疗后送体系,并且按照规范的流程组织实施才能保证空运医疗后送的圆满实施。

一、空运医疗后送力量

空运医疗后送力量包括机上医疗分队、空运中转机构、伤员搬运分队、飞行分队与飞行器等。

(一)机上医疗分队

机上医疗分队由空运后送医疗队担任,包括直升机后送医疗队、空运医疗后送队,主要负责机上伤员救护。人数应根据执行空运后送任务飞机数量和飞行频度确定。通常每架直升机或飞机上配备一个机上医疗组,由军医、护士或卫生员组成。直升机和中、小型飞机运送伤员少,每机配军医、护士各1人;大型飞机每机配军医1～2人、护士(卫生员)2人。主要任务是负责接收伤员,组织伤员登机;对空运伤员实施空中医疗护理;填写伤员空运后送文书;组织伤员离机,向接收单位移交伤员,介绍伤病情,办理交接手续。

(二)空运后送中转机构

空运后送中转机构是为空运后送配套的地面卫勤保障机构,通常配置在临时机降场和有空运后送任务的场站。临时机降场空运后送中转机构,除编配卫生人员外,还需配备航空通信、机务、气象等人员。场站空运后送中转机构由场站救护所和加强的医务人员30～50人组成,设立检伤分类组、急救组、手术组、留治组、防疫组、医疗保障组和生活保障组等,展开床位30～50张。其主要任务是负责中转伤员检伤分类;留治暂时不宜后送的伤员,为中转伤员提供医疗护理;为中转伤员提供生活保障;负责中转伤员上下机,办理医疗文书交接手续;为机上医疗分队提供药品、器材补给;负责飞机清洁消毒等。

(三)伤员搬运分队

在野外机降场的伤员搬运分队由战斗部队或民工组成,在场站由场站士兵抽组,人数视空运后送伤员任务大小确定,要配备足够量的运输车辆和担架。任务是在卫生人员指导下,将伤员从待运地域搬运上飞机。

(四) 飞行分队与飞行器

由飞行人员组成,任务是执行飞行任务,主要配备救护直升机、卫生飞机。

救护直升机主要完成战术地域或短途、零星伤员空运后送任务,可从前方战斗地域(负伤现场)将伤员后送到野战医院、中转机场或直接后送到后方确定性治疗机构。

卫生飞机可由军用运输机或民用飞机加改装而成,是空运后送的骨干运输工具。它容量大,航程远,机动范围大,主要完成作战后方向战役后方或战略后方的伤员空运后送任务。

二、空运医疗后送的组织实施

(一) 空运医疗后送的组织指挥

伤员空运后送的指挥机构一般由作战、航行、气象、通信、后勤、卫勤等部门的人员组成,人数视任务需要而定。其任务是根据作战伤员空运后送需求计划,制定伤员空运后送实施计划,并负责组织实施;随时了解掌握空运后送实施情况,协调和解决各个环节出现的问题。

空运医疗后送组织指挥通常是在战役层级的空军指挥机构的统一指挥下组织实施,在指挥机构里设置负责空运医疗后送的指挥席位,按照作战部队或联勤保障部队卫勤的要求或伤员后送信息显示,需要组织空运后送时,由部队提出申请,负责空运医疗后送的指挥席位制定方案,协调相关运输力量,并向联合作战指挥员报告拟制的空运后送方案,批准后与相关部门制定空运医疗后送计划,下达相关部队组织实施。

(二) 空运医疗后送组织实施流程

1. 提出空运后送申请

①制定空运后送计划伤员空运之前,各个伤员空运起始单位应首先向空运后送指挥机构提出空运申请。空运申请的内容包括:伤员情况,伤员数量、伤类、伤势、伤部和并发症以及伤的身份等;②空运紧急程度,由伤员空运

起始医疗单位根据伤员伤势等对每个伤员提出紧急空运、优先空运和常规空运的要求；③空运起始地点；④对机上医疗护理工作的要求；⑤伤员交接和其他需要协同的事等。空运后送指挥机构，应根据各个空运起始医疗单位的申请和战况、运输能力、后送地点及距离等情况，制订空运计划，该计划是实施空运后送工作的基本依据。

2. 空运前的医学准备

做好伤员空运前的医学准备是保证伤员安全后送的重要措施。空运后送起始医疗单位接到空运计划通知后，要迅速进行伤员空运前的医学和其他准备。主要完成伤员分类，确定伤员后送顺序、地点、乘机时间、后送体位等。要按伤情的紧急程度，分出后送的先后顺序，通常分为紧急空运、尽早空运、常规空运三种。还要根据情况进行必要的处置，使伤员的伤病情尽可能处于稳定状态，以最大限度减少空运后送途中医疗护理操作，确保后送途中伤员安全。

3. 运送伤员到登机点

空运起始医疗单位按照空运计划的安排或空运指挥机构的通知，及时运送伤员到登机点。具体工作包括：准备运送伤员的车辆、担架和被服；安排护送伤员的医务人员和担架员；清点伤员随行物品；填写伤员空运后送单及其他医疗后送文书；护送伤员按时到达登机点，并做好登机准备，办理伤员交接手续。

4. 组织伤员登机

伤员登机一般是在机组和机上医疗组的统一指导下，由空运起始医疗单位的医务人员和担架员实施。伤员登机的顺序是先重后轻，先担架伤员、后步行伤员。担架在机舱内的安放顺序：先安置在前舱，然后按顺序安置在其他舱，先安放上层，后安放中层和下层；一般轻伤员安置在上层担架，重伤员安置在中、下层担架；四肢打石膏绷带伤员应使健肢靠近过道一边；需要引流的伤员应放在上层，需输液的伤员放置在下层；伤员的头一般朝向机头方向。

5. 实施空中医疗护理

直升机、飞机起飞前，机上医疗组人员应尽快巡视、检查伤员安放情况和担架固定情况,调整各种管道于正常位置,纠正不正确的体位,简要向伤员介绍乘机常识和注意事项。起飞时应注意观察担架固定情况,有担架滑脱危险者,立即予以固定。直升机、飞机进入平飞后,将医疗设备展开。飞行中,以危重伤员为重点,不断巡视、检查,对伤员进行必要的医疗护理和生活照料。当伤员伤病情出现恶化时,应立即采取紧急救治措施,必要时可要求在就近机场降落。

6. 伤员离机与交接

伤员离机是在机组和机上医疗组的指导下,由接收单位负责组织实施。接收单位应组织人员、车辆、物品于飞机着陆前半小时到达机场,待直升机、飞机着陆后,迅速办理交接手续,组织伤员离机。交接的重点是清点伤员人数,交接医疗文书和危重伤员伤病情。

7. 飞机清洁与消毒

待伤员全部离机后,后送人员要对机舱进行全面彻底的清扫,必要时对直升机、飞机进行消毒。机上消毒应尽量采用高效、快速、安全和使用方便的消毒剂。

本节,我们主要了解了空运医疗后送的力量构成、组织实施的程序等内容,未来作战,空运医疗后送对提高伤员救治时效至关重要。我军目前也在着手进行空运医疗后送力量的建设,包括专业的救护直升机、大型卫生飞机的改装、研发和制造,空运医疗队人员的技术培训等。相信在不久的将来,我军空运医疗后送能力一定会提高,实现质的飞跃。

随堂测试题:

1.【判断题】空运后送没有绝对禁忌症。
   A. 正确　　　　　　　B. 错误
2.【单选题】空运后送中转机构通常配置在:
   A. 师救护所　　　　　　　B. 野战医院
   C. 航空兵场站　　　　　　D. 基地医院
3.【多选题】空运后送医疗队使用飞行器种类:
   A. 直升机　　　B. 固定翼飞机　　　C. 滑翔机

4.【判断题】卫生运输机上可以开展紧急手术。

　　A. 正确　　　　　　　B. 错误

5.【判断题】空运后送医疗队必须从空军医院抽组。

　　A. 正确　　　　　　　B. 错误

6.【单选题】受伤飞行员复飞前必须送到的机构：

　　A. 航空医学鉴定训练机构　　　　B. 野战医院

　　C. 航空兵场站　　　　　　　　　D. 基地医院

第四篇
特殊伤员医疗后送

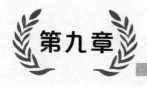

第九章

核化伤员医疗后送

第一节　核化伤员医疗后送

虽然世界各国都在呼吁禁止核化武器,联合国还颁布了相关法规,并且组织国际力量进行核查,但近年来的战争表明,核化武器仍然在世界有些地区的局部战争中频繁应用。因此,未来战争难免仍会发生核化伤员,我们必须做好核化伤员救治和后送的各项准备,才能保证战争的最后胜利。

核化伤员医疗后送和常规伤员相比,有什么特别之处呢?按照国际通行处置核化伤员的做法,核化伤员通常实行"三级处置、四级救治"模式:三级处置是指部队、战役及战略应急力量的现场医学处置;四级救治就是指现场救治、中度以下伤员收治、重度和疑难伤员收治。

一、分级救治

（一）什么是"三级处置"？

三级是部队级处置,核化事件发生后,所在部队卫生机构组织伤员现场急救,指导应急人员医学防护。二级是战役级处置,核化事件发生后,所在战区或军种,根据核化事件的性质,组织核化应急医学救援战役力量,实施应急现场医学救援。一级是战略级处置,根据需要,可组织核化应急医学救援战略支援力量,派出专家组实施应急医学救援或远程医学支援。

（二）什么是"四级救治"？

一级是现场救治,由所在部队卫生机构和现场救援队伍实施。主要任务是发现和救出伤员;对伤员进行个人防护,进行初步伤情判断,抢救危重伤员;初步估计人员受染剂量;实施体表污染检查和初步去污处理;对放射性、化学损伤伤员进行伤口包扎;使用抗辐射、防化药物;填写伤票,集中伤员,做好伤员分类后送准备。

二级是中度以下伤员收治,由事发地附近定点医院实施。主要收治中度以下的急性核化损伤,体内或伤口有放射性化学物质污染或体表有严重放射性化学物质污染的人员,以及各种较严重的非放射化学损伤伤员;进一步估计受染剂量并进行院内检伤分类、去污救治;对已确定体内或伤口有放射性化学物质污染的伤员采取相应的医学处理措施;对放射化学损伤伤员开展专科治疗;进一步开展实验室检测;对疑难救治伤员及时申请会诊。

三级是重度伤员收治,由所在战区总医院实施,若所在战区总医院无收治条件的,由负责全军危重核化损伤的特色医学中心实施。主要收治重度放射化学损伤、复合伤、体内或伤口有放射性化学物质污染或体表有严重放射性化学物质污染的伤员;对已确定体内或伤口有放射性化学物质污染的伤员,采取相应的医学处理措施;对重度损伤伤员开展专科治疗;进一步开展实验室检测;对危重、疑难救治伤员及时申请专科会诊。

四级是疑难伤员收治,由全军危重核化损伤的特色医学中心负责实施,负责接收战区后送的部分危重核化损伤伤员的院内治疗,根据需要派出专家组赴战区内的医院指导救治工作,并通过远程医疗会诊系统进行指导。

二、核化伤员医疗后送原则

了解了核化伤员医疗后送体系,我们还要注意核化伤员医疗后送的基本原则。概括讲就是既要坚持战伤救治原则,包含分级救治、分期救治、分类救治、治送结合等,同时,必须坚持分级防护、多重分类、洗救并举、抵近评价、尽早处置的特殊要求。

一是分级防护原则。坚持防护最优化、措施最适当的原则,既能最大限度保护应急工作人员尽可能少的受到核化损害,又能保证应急工作人员有更快的反应速度和更好的操作能力。必须进入污染区抢救的搜救人员应采用B级防护;负责伤员接收和分类的救援人员,以及为抢救伤员生命,对污染伤员进行急救的医生采用 C 级防护;在半污染区负责伤员急救、洗消去污、污染检查等救援人员采用 C 级防护;对洗消后伤员进行医学诊断和处理的救援人员可以采用 D 级防护。

二是多重分类原则。伤情分类是现场医学救援的首要环节,目的是将伤员按伤情的轻重缓急实施分时段、分类别的医学处理,确保现场医学救援的快速有序。应该按照"先伤后核、先粗后细、先外后内、先重后轻的要求,观察与检测相结合,经验与实测相结合,先定性后分级、先有无后轻重,按分类进行处置、处置后再分类。初始分类在接收伤员后立即进行,在稳定伤情和体表污染洗消后进行二次分类,在后送到指定救治机构后,根据临床检测和实验室检验结果进行终极分类。

三是洗救并举原则。遵循"抢救生命始终是第一位、去污染的代价应低于污染扩散可能造成的不良影响、剩余污染可能导致的辐射危害应低于非辐射的损伤",按照"先救命后治伤、先治伤后去污、先重度后轻度、先处置再后送"的原则,视伤情和污染程度、部位等,决定是先救治,还是先去污,是初步去污,还是彻底去污,是污染后送,还是去污染后送。按照"脱衣-检测-去污-再检测"的过程,遵循"先伤口后全身,先头部后躯干,先重度后轻度"的原则,采用"淋浴与擦拭结合,粗洗与精洗结合,水洗与药洗结合"的方式,对污染伤员洗消去污。

四是抵近评价原则。内污染测量的专业性强,技术复杂程度高,一般只能在后方专业实验室进行。为实现核化损伤"早诊断、早救治、早用药",将实验室分析评价的关键设备和技术集成为医学检测机动平台,缩短确诊时间,抵近现场开展核化内污染测量评价,为及早用药提供依据。

五是尽早处置原则。尽早救治和用药是核化损伤医学处理的基本原则。无论是外染损伤还是内污染,使用防护药物越早,效果越好,反之,效果很差甚至无效。

六是快速后送原则。对于需要进行进一步专科救治的伤员,在经过急救与去污后,应根据需要选择适当的后送工具,实施快速后送。

七是保护环境原则。在核化应急医学救援的过程中,救治和去污的污物、污水等会污染环境,需要采取适当的措施,收集污物、污水,保护环境。

三、核化伤员医疗后送组织实施要点

下面来介绍核化伤员医疗后送组织实施要点。

一是对可疑事件进行核查与甄别。防化人员得到可疑核化突发事件信息后,应该立即通过调查、了解等方式收集信息、核实信息、分析信息。必要时,防化人员在严格防护的条件下,深入现场采集样品,进行辐射侦测,判断事件真伪。

二是判定事件性质和范围。根据现场调查、侦测结果和伤员临床情况,防化人员对事件的类型、性质、严重程度、影响范围和影响因素进行判定。

三是组织指导现场人员医学防护。防化人员按照事件处置所划定的危害区域,按照等级防护的原则,对参加不同区域和不同工作的人员,以及受到威胁的公众,提出医学防护的指导性意见,并协助组织实施。

四是开展现场伤员的抢救。防化人员在确保自身安全的前提下,尽快将伤员撤离事发现场,并对重度伤员实施必要的医学处理。

五是对伤员进行去污处理。防化人员对伤员进行体表污染检测和初步去污处理,初步判定人员体内有无核化污染。

六是采集生物样品。防化人员按照有关规定和要求,对损伤伤员进行生物样品采集,送往规定实验室检测。

七是实施现场水和食品的监测。防化人员对污染和可能污染的现场进行水和食品的放射检测,提出卫生防护和医学处理意见,并开展跟踪监测。

八是对暴露人员进行剂量评估与诊断分类。防化人员组织群众撤离,提出对不同受染人员的防护和处理措施,对产生心理问题的人员进行心理干预。

九是开展事件处置效果的评估。防化人员按照核化事件应急处置的目标和要求,对应急处置的组织、处置过程和处置效果进行科学系统的评估,提出阶段性转换和应急结束的建议。

随堂测试题:

1.【判断题】核化伤员必须使用专用后送工具。

A. 正确　　　　B. 错误

2.【单选题】核化伤员一般不会后送到：

　　A. 战术后方　　　　B. 战役后方　　　　C. 战略后方

3.【判断题】核污染伤员必须先消洗再救治。

　　A. 正确　　　　　　B. 错误

第二节　传染病传染病员医疗后送

我们都知道,不同的传染病疫情发展规律是特定的,必须按照传染病防治要求进行处置,无论平时还是战时,传染病疫情的处置流程是基本一致的,不同之处在于,战场传染病疫情处置需要结合医疗后送体系筹考虑。

战场传染病疫情大多表现为情况紧急、短时间内出现大量伤员,有的初期病因不明、救治要求高,在潜伏期内病例数不断增加,如果措施不到位,会引发更多病例发生。由于各种原因,难以进行传染病员预计,所以及时的隔离以及规范的医疗后送,对传染病疫情防治尤为关键。

一、战场传染病防治和后送

第一是现场救援。防生分队快速启动,进入现场指导伤员救治和现场封锁、洗消、防护等工作。参与卫勤保障的专业人员和后勤保障人员都必须在最短的时间内做好准备,迅速开赴一线,面对复杂严峻的现场迅速做出判断,并采取有效措施,对大批伤员要快速进行诊断救治。

在进行伤员救治的过程中,所有参与人员必须根据实际情况做好自身防护,对传染病员进行隔离治疗,控制疾病传播,尽量避免医院感染事件的发生。现场处置人员是最先进入现场并参与一线抢救的人员,对现场的了解最早最真实,无论是重大传染性疾病还是不明原因的疾病或中毒事件,或者是生物恐怖袭击事件,他们的应急判断和处置能力,对控制疾病蔓延,减少危害损失起到至关重要的作用。突发事件早期处置的好坏,常常关系整个事件的最后结果。

第二是及时组织规范化的后送。不管是重大传染病疫情,还是原因不明的疾病或中毒,或者是生物恐怖袭击,往往短期内出现大量伤员,由于潜伏期的存在,在处置初期还会不断出现伤员,因此,先期的医疗救治力量远远不够。这时要根据预案,迅速启动后续应急医疗救治机构,腾出床位专门收治伤员。对现场伤员的转运和后送有统一的安排,所有的救治力量都由指挥部统一指挥。要及时了解现场伤病及救治情况、疾病发展趋势和危害估计,合理配置救治力量。要保证救治力量分布到各受害区域,对伤员实施有效分级救治。

第三是综合防控。传染病危害范围广泛,对心理产生严重影响,如果不能及时采取全面有效的防控措施,还会使危害进一步扩大,影响更严重,甚至会造成恐慌和动荡。因此,在卫勤保障中除了伤员救治外,必须考虑事件涉及的所有方面,采取全面的措施进行综合防控。主要还包括群体防护、环境综合处置、卫生监督、卫生宣教及公众心理疏导等。

二、传染病综合防控措施

一是群体防护。防控人员在做好伤员隔离救治的同时,要保护其他官兵的健康安全,尤其是在遭受生物恐怖袭击或重大传染病疫情时,采取措施做好群体防护,防止新的感染出现,是控制疫情的关键。首先迅速划定污染区和疫区,然后给予封锁和检疫,控制人员进入,对污染区或疫区内的暴露者进行隔离观察,防止在潜伏期内再将该病传染给其他人,对易感人群和暴露者给予药物预防或免疫预防。同时,要封锁病原体污染的水源和其他场所,进行全面彻底消毒后方可解除封锁。

二是环境处置。除了封锁隔离外,防止病原体外传还必须彻底消除外界环境中的病原体或生物战剂,因此需要对环境进行全面处置。最基本的是搞好环境卫生,此外对室内空气、场地、物品装备、水源、食品等进行洗消,对可传播疾病的媒介昆虫(如蚊子、苍蝇、蚤类、蜱等)进行杀灭,以及对带有病原体的啮齿动物进行消除等。要有条不紊地组织和实施相关工作,不能有所遗漏,否则不能彻底消灭疫源地,将引起新的感染。

三是卫生监督。综合防控还需对已采取措施的效果进行监督评估,确保措施落实到位。环境处置解除封锁或隔离前应组织有关单位和人员进行检测监督,如水质卫生检测、食品卫生检测、对尸体的卫生处理监督、空气微生物检测、物品消毒状况监测等。符合标准才可通过,以保证生活的环境不再受传染病病原体或生物战剂的危害。

四是卫生宣教。防控人员要利用各种媒体广泛宣传传染病防控知识、开展健康教育,增加官兵对突发公共卫生事件的认识和了解,提高自救互救能力,增强危机意识和自我防范能力。在生物事件来临时,通过多种渠道宣讲传染病疫情防护的基本知识,不要恐慌,也不要盲目投医用药,做好自我防护。

总之,战场传染病员的医疗后送必须严格按照传染病疫情处置的要求来组织实施,同时,还应该适应战场医疗后送体制以及传染病对医疗后送需要隔离的特殊要求。只有这样,我们才能圆满顺利地完成传染病号医疗后送任务。

随堂测试题:

1.【判断题】受染伤员必须使用专用后送工具。

　　A. 正确　　　　　B. 错误

2.【单选题】传染病员收治通常在战役后方开设的哪种医院?

　　A. 基地医院　　　B. 传染病医院　　　C. 野战医院

3.【单选题】传染病员通常后送到哪级为止?

　　A. 基地医院　　　B. 传染病医院　　　C. 野战医院

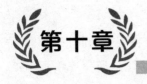

第十章

特勤伤员医疗后送

第一节　飞行人员医疗后送

　　航空特勤人员即空勤人员,包括飞行人员和在预警指挥机等特种作战飞机上担负作战或保障任务的空中战勤人员。其中,飞行人员除了飞行员,还包括空中领航员、空中通信员、空中射击员和空中机械师。空军、海军和陆军航空兵的飞行人员,他们的医疗后送必须遵循航空医学的特殊性来进行,所以,飞行人员的医疗后送必须要在有航空医学保障的条件下组织实施。

　　下面以飞行员为例,介绍空勤人员的医疗后送。众所周知,飞行员是空中作战能力的核心,战争中保护好飞行员就是维护空军的核心战斗力。因此,世界各国军队极为重视遇险飞行员的搜救与后送。

一、医疗后送组织体系

　　飞行人员医疗后送体系主要是按区域性配备搜救分队、后送分队和航空医学保障机构共同构成。

　　搜救分队主要以海、陆、空军的搜救直升机部队为主,配备了先进的直升机,机上搭载伞降救援小组和专门的救生员,负责到飞行员遇险现场进行搜救。

　　后送分队主要包括军种或联勤保障部队派出的运输直升机或运输飞机,搭载配备了航空军医的空运医疗队,负责将搜救到的遇险飞行员后送到医疗救治机构或航空医学保障机构。

　　航空医学保障机构包括配备空勤科的军队医院、航空医学鉴定与训练机构,负责对受伤飞行员进行医疗救治和航空医学鉴定与训练,使其恢复健康和战斗力。

通常,在每个战区都有一个空军搜救直升机部队和航空医学鉴定与训练机构。按照特种作战需求,必须培养一大批专业的具有营救和作战能力的战斗救援队伍。2012年9月,我军首次举行了武装搜救跳伞飞行员的演习,在救援直升机和搜救队协调配合下,进行搜索、空降、搜救、后送等战斗演习,取得了很多搜救和后送的宝贵经验。

二、飞行员搜救与后送的组织实施

飞行员的搜救与后送通常由战区联指负责统一指挥。一旦战区联指中心获知飞行员遇险时,立刻由专门负责飞行员遇险搜救的值班员启动既有的预案和机制,协调情报侦察、运输投送、卫勤等相关部门,协同指挥各军种和联勤保障部队负责执行搜救的部、分队,实施搜救与后送行动,派出航空军医前接,并指定航空医学鉴定和训练机构提供专业保障,最大限度挽救遇险飞行人员生命、减少伤残。

面对未来空中战场跨度大、范围广、战斗频繁剧烈的特点,飞行员遇险后跳伞、迫降的地点难以预料,大多数可能落在山区、丛林、海洋、湖泊、沙漠等人烟稀少的地方,甚至是敌占区,此时,生存条件险恶,寻找、营救工作既紧迫又困难。如果落至陆地,可以通过卫星定位系统帮助定位并展开搜救。飞行员一旦落至海面,复杂的海洋环境,加之洋流风向的因素,会将落水者快速带离落水区域,使搜索范围随着时间推移以几何基数增长,而冷水的浸泡、危险的生物都会使救援难度进一步加大,也给落水人员的生命造成了极大威胁。

未来战争,空中作战将在敌我双方的广大战役空间内进行,高强度的空中作战任务,必将会导致作战飞机不同程度损毁,飞行员一旦遇险,为了逃生便会选择跳伞,这就必须立即启动飞行员搜救与后送机制。

遇险飞行员的搜救与后送是典型的联合军事行动,需要在统一的指挥下,海陆空力量联合行动,通信、情报、运输、卫勤等多部门共同组织实施。

综合各国经验,飞行员搜救行动流程通常包括"呼→搜→救→送→鉴"5个步骤。呼,就是呼救,发出求救信号。搜,就是搜索,找到并核实待救人员的身份。救，就是战救。送，就是运用空中、水面、铁路、公路等方式，将飞行员后送到卫勤机构进行救治。鉴，就是将飞行员送往航空医学保障机构进行航空医学鉴定与训练。

三、遇险飞行员的海上搜救

从实际搜救的历史上看，在海上搜救的过程困难重重，代价很高，成功率却非常低。大家都知道 2001 年的中美撞机事件，飞行员王伟落水后，我们先后派出了数十艘舰艇和多架次飞机进行搜寻，但最后毫无所获，落水飞行员的海上搜救任务依然很艰巨。

以飞行员海上搜救为例，海上搜救一般包含搜、捞、救三个阶段。（图 10-1-1）

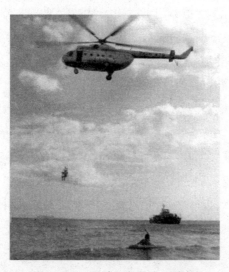

图 10-1-1　遇险飞行员海上搜救

第一阶段的主要工作就是确定落水飞行员的具体位置。如何在搜索过程中快速搜索定位到落水飞行员，是海上搜救工作的重中之重。海上搜救先通过救生电台、卫星定位装置、固定翼飞机扫海寻找等手段，确定落水飞行员的大致方位，然后派出搜救直升机或救助艇前往，确定其具体位置并实施救援。如果无法通过定位装置发出求救信号，搜寻方式只能靠搜救直升机和搜寻舰船的肉眼及红外成像仪识别。在实际的搜索中，由于落水人员在海上目标小，利用红外搜索仪的效率较低,海上搜索定位会占用大量时间,直接导致落水人员的浸泡时间延长。可以说,落水人员海上搜索定位是一个难点,对海上搜救是否成功起着决定性作用。

第二阶段的主要工作是将落水飞行员捞救至直升机或救助艇等安全地点。落水人员的常规捞救分为两种,一种是利用直升机上的救生绞车将救援人员降至落水人员处,采用救生吊具将落水人员吊起;另一种是将救助艇驶到落水人员附近,再通过救生圈或救生网将落水人员拖至救助艇上。如果在海面风浪比较大的情况下,救助艇的船体会大幅摇摆,为了避免误伤落水人员,救助艇不能像常规救援时那样靠近落水人员,无法有效实施捞救。

第三阶段的主要工作是对落水飞行员进行紧急救治。常规的救援与后送一般依靠的是直升机或救护艇,在后送的同时,对其进行紧急救治、复温和持续的生命体征监测,直至平稳抵达后方医院。

我们以飞行员为例,学习了飞行人员医疗后送相关知识,了解了陆军、海军、空军的飞行人员都属于航空特勤保障,其医疗后送必须在航空特勤保障条件下组织实施,以确保我们的飞行员尽快地恢复健康、早日重返蓝天。

随堂测试题:

1.【判断题】航空特勤人员不是仅指飞行员。

　　A. 正确　　　　　　B. 错误

2.【单选题】飞行员受伤后救治必须到什么机构?

　　A. 专科医院　　　　　　　　B. 野战医院

　　C. 航空医学鉴定与训练机构　　D. 基地医院

3.【多选题】飞行员海上搜救包括哪三个环节?

　　A. 搜索　　　　B. 打捞　　　　C. 救治　　　　D. 后送

4.【判断题】飞行员搜救是由卫勤部门负责。

　　A. 正确　　　　　　B. 错误

5.【单选题】飞行人员医疗后送必须是什么条件下实施。

　　A. 急救条件　　　B. 航空医学保障　　C. 供氧条件

第二节　潜艇与潜水人员医疗后送

潜艇艇员和潜水人员都是海军特勤人员,属于海军特勤保障范畴,其卫勤保障主要工作是对海军水下环境作业人员的卫生防护和医疗后送,其中最重要的是遇险逃生、现场急救与后送。

一、潜艇艇员医疗后送

潜艇是海军重要的一个兵种,特别是战略性核潜艇更是大国重器。常规潜艇,也越来越多地用于航母编队或其他海上编队,扮演着越来越重要的角色。随着世界各国对海上权益的争夺,潜艇正在发挥其不可替代的作用,成为与水面舰艇同等重要的海军力量类型。

潜艇人员遇险后的逃生与后送是世界性的难题,各国都在不断地探索解决。

潜艇执行作战任务时会长时间在水下潜行,有时长达数月。艇员在狭窄封闭的空间作业、生活,要承受噪音、气味和电磁辐射的影响,身心容易疲惫,还可能受气压影响患上易导致伤残甚至死亡的低气压病。

对潜艇艇员的特勤保障中除了对潜艇舱室物理、化学、环境因素的卫生防护,最重要的是失事潜艇的艇员脱险救生,对受伤艇员实施急救和后送(图 10-2-1)。

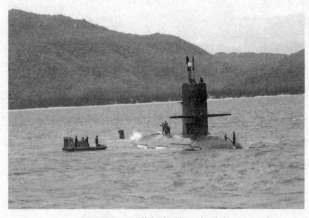

图 10-2-1　潜艇艇员医疗后送

1959年12月1日中午,舟山海域,从苏联引进的潜艇进行首次攻潜演习。演习结束潜艇上浮时,与在海面上停机的护卫舰相撞,轮机军士长王发全爬出鱼雷发射管,边上浮边扔螺母和工具,最后安全浮出海面获救。舰艇军医对他进行了全身检查,发现他除了有些低温症以外,没有"低气压病"症状,身体没有其他损伤,他们采取了保暖复温措施,并很快将他后送到岸上医院进行进一步诊治。王发全在上浮过程中控制了速度最终获救。

如何掌握逃生时机和技能呢?艇员自主逃生一般从逃生舱口或鱼雷发射管"钻"出来,逃生舱口和鱼雷发射管都有前后两个密封盖,逃生人员备好呼吸器和救生浮标等脱险装具,首先打开后盖钻进,然后关上后盖,并注入海水和压缩空气使内外压力平衡,最后再打开前盖,人员钻出,顺着拴在救生浮标上的浮标绳缓慢地上浮。同时,还要控制好上浮速度,若作用于人体的海水压力减压太快,会使逃生人员得一种致人于非命的"减压病"。这是因为人体在高压下会吸收较多的氮气,当失事艇员从深水向水面上浮的速度过快,即减压过快时,肺内气体膨胀最终导致肺泡破裂出血,俗称"爆肺"而死亡。因此在水下上浮时必须控制上浮速度,避免因上浮过快危及生命安全!

目前较好的救生方法就是深潜救生艇援救脱险法,它是根据援潜救生需要由深潜器发展演变而来的,是一种能在大深度水下,对失事潜艇艇员,实施集体脱险救生的先进方法。

在对失事潜艇进行救援时,必须按照援潜救生预案启动医疗后送机制,在救援现场配备足够的救援人员和器材、换乘和后送工具,由救护直升机或指定救护艇负责伤员的医疗后送。

待被救艇员出水后,舰艇军医立即对其进行医学检查,实施检伤分类,采取必要的急救措施,并根据检伤分类结果组织伤员后送至海上编队或就近其他医疗机构,尽快对受伤艇员进行专业的救治。如果发现艇员发生急性减压病时,通常在援潜救生船上有加压舱,利用加压舱对其进行救治,待情况稳定后,才能再往岸上医院进行后送。

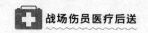

二、潜水员医疗后送

（一）潜水特勤保障

海军潜水员是指在一定深度的水下较长时间的执行水下军事作业任务的专业人员,潜水人员还包括各舰船列编的兼职潜水员。

潜水对健康造成损伤的是高气压暴露及水下低温等以环境因素为主要因素的,需要由专业的潜水军医负责进行医学保障。

潜水时的主要危险有淹溺、呛咳晕厥、肺高压(俗称"爆肺")、氧气或氮气中毒、减压病等。轻者关节疼痛、皮肤瘙痒,重者身体麻木、半身不遂,危及生命。此外,氮气会在关节、血管和大脑中形成氮气泡,它们可以造成人员肌体剧烈的疼痛,以致瘫痪和死亡。

（二）潜水员医疗后送

海军潜水员大多列编在防险救生船部队,联合作战时搭乘援潜救生船出海执行任务,医疗后送由所在舰艇医务室负责。

执行潜水任务时,潜水作业船负责实施潜水作业现场急救、特勤保障,掩护舰群和后勤保障船,负责负伤潜水员后送,使用救护直升机或指定救护艇实施后送。潜水军医负责潜水员下水前和出水后的健康检查、进舱加压等工作,同时参与指导配气及对潜水装具、加压舱的性能检查。由于岸基部队卫生机构一般没有加压条件,通常当潜水员发生急性减压症时,由援潜救生船加压舱进行救治,待情况稳定后再后送至上级医院。

三、潜艇艇员和潜水员医疗后送组织实施

当潜艇艇员与潜水员遇险时,救援工作通常由战区统一组织指挥,以战区海军为主实施救援。遇险潜艇人员的医疗后送,需要协同战区海军和联指的运输投送、卫勤等相关部门,协调海军、联勤保障部队所属和地方动员的救援与医疗后送力量,共同组织实施。

海军在实施救援时,必须按照援潜救生预案启动医疗后送机制,在救援现

场配备足够急救和特勤人员、器材、换乘和后送工具,装备潜艇救援舰或援潜救生船,适用于救援失事潜艇与遇难的水面舰艇、深水救生和科研保障,配备救生潜艇、潜水救生钟、减压舱、压缩空气和氦氮氧系统。并且配备直升机起降平台,可实施换乘和医疗后送,由救护直升机或指定救护艇负责负伤艇员和潜水员的医疗后送。

目前较好的救生是深潜救生艇援救脱险法,它是由援潜救生需要由深潜器发展演变而来的(图 10-2-2),是一种能在大深度海水下,对失事潜艇艇员实施集体脱险救生的先进方法。最好的是潜艇救援舰是指当潜艇遇到故障或出现事故时,可以对潜艇进行维修的一种军用特殊舰种。我国现有“大江”级别潜艇救援舰,适用于救援失事潜艇与遇难的水面舰艇、深水救生和科研保障,配备两部高频声纳、救生潜艇、潜水救生钟、减压舱、压缩空气系统和氦氮氧系统。该舰也配备长距离通讯设备和直升机起降平台,可实施伤员医疗后送使用。在执行潜艇援救任务方面,对于在一定水深下由于故障而失去动力的潜艇,该舰可以深潜救援艇、救生钟营救失事潜艇人员;可向失事潜艇提供高压空气,以排出潜艇的压载水使其上浮;必要时,还能打捞失事潜艇。

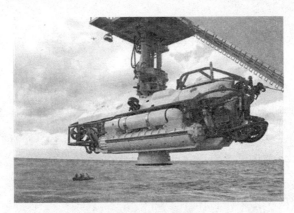

图 10-2-2　深潜救生艇

总结以上潜艇艇员遇险逃生与后送的重点,一是把握逃生时机和掌握逃生技能。二是及时甄别“低气压病”症状并正确地处置。三是合理安排受伤艇员后送时机以及选择快速后送工具。四是后送的全程医学护理和生命体征监控。

随堂测试题：

1.【判断题】潜艇遇险逃生时，艇员上浮必须控制速度，不可快速上浮。

　　A. 正确　　　　　　　B. 错误

2.【单选题】海军特勤保障包括哪些？

　　A. 电磁辐射防护　　　　　　　B. 减压病

　　C. 高温　　　　　　　　　　　D. 高湿

3.【多选题】海军特勤保障包括哪些人员类别？

　　A. 潜艇艇员　　　B. 海员　　　C. 潜水员　　　D. 水手

4.【判断题】潜水员发生急性减压症时，先加压舱救治，再后送医院。

　　A. 正确　　　　　　　B. 错误

5.【单选题】遇险潜艇艇员目前最好的救生方法是：

　　A. 逃生钟援救

　　B. 深潜救生艇援救

　　C. 鱼雷发射管逃生

第三节　战斗应激反应伤员医疗后送

　　随着战争形态经历了冷兵器、热兵器、机械化、进入信息化时代，战场从陆地的一维空间延伸至陆海空网多维层面，作战手段从白刃格斗提升至精准打击，作战距离从目视范围拓展到任意角落。人作为战争主体，面对"发现即摧毁"的现代战争，必将承受着巨大的心理压力。战场心理疾病的发生率也随着战争的发展而呈逐渐上升趋势。美军近十年局部战争的减员分析显示，精神心理损伤减员的数量将达到伤员总数的 $20\%\sim25\%$。由此可见，战场精神心理损伤已成为削弱部队战斗力的重要因素，准确识别、救治和后送战斗应激反应伤员成为战时心理卫生保障工作的重要任务。

一、"战斗应激反应"的由来

　　纵观历史，自从有了战争，随着军事心理学家对参战人员在战场上发生精神、心理损伤的不断探索,战斗应激反应的概念逐渐显现并被人们接受。

有文字记载的第一例这类减员是战场癔症性失明,出现在公元前490年的马拉松战役中。希腊史学家希罗多德是这样描述的:雅典人Epizelus异常勇猛,但在马拉松混战之后却丧失了视觉。奇怪的是他的身上没有任何受到损伤或被击中的痕迹,而眼睛却什么也看不见了,且其整个后半生都是如此。Epizelus认为自己失明的原因是当时看到了一个非常粗壮的男人就在面前。那是个胡子长得把整个盾牌都遮住了的怪物,他猛冲过来一下子杀死了站在自己身边的一个人。一瞬间,Epizelus的整个世界一片漆黑。由于当时是冷兵器时代,主要减员原因是刀箭伤,战场情况对士兵的心理压力不大,故这类战场癔症性减员的数量很少,因此没有引起应有的重视。

在美国内战、日俄战争、两次世界大战等战争中,精神性减员数量的增加,使人们逐渐意识到了解这种精神异常的重要性。最初由于人们对此问题认识的局限性,参战人员出现的心理障碍被看作"思乡症""贪生怕死"的表现,是一种违反战时纪律的行为,因而这时的士兵常常被送到军事法庭,按照违反战时军纪处理。美国南北战争期间,白人部队中有3‰的士兵因患严重的"思乡症"而失去了战斗力,并被以"违反军纪"的罪名处决,但这种办法并未能降低"思乡症"的发病率。

到18世纪,一些法国军医最早意识到这是一个重要的军事精神医学问题,为研究此问题他们建立了一所专门的医院,专门收治那些怀疑其违纪犯罪行为是一种精神疾病表现的士兵,由于战时出现的精神异常表现与日常人们见到的精神疾病表现十分相似,所以法国军医提出"精神疾病"本质论,得到了广泛赞同。但是以此理论为指导的军事精神病学保障工作却遇到了很多困难。

日俄战争中,俄军发现将战时的精神性减员按平常的精神疾病性减员处理,虽然使士兵免受军法制裁,但并没有真正解决问题,仍然流失了大量有作战指挥技能的军事人才。

不断深入的研究使他们发现,当战斗激烈到一定程度时,任何人都可能出现心理及精神异常,这种在战争中出现的生理心理反应也被正式命名为战斗应激反应。广义的战斗应激反应可以这样描述:身心正常的士兵在战场的极端条件下出现的生理、心理反应。有适度和过度两种状态,适度的战斗应激反应表现为士兵战斗能力的提高,而过度的战斗应激反应则表现为士兵战斗力的削弱,甚至出现暂时性的战斗能力丧失。可以说,它是战场上造成心理减员最主要的因素,也是部队管理者在战场上最为关心的问题。

二、战斗应激反应伤员医疗后送

(一)救治原则

第一次世界大战期间,美军的 Thomas Salmon 博士提出处理战斗应激反应"及时、就近、期待"的三原则,即"及时治疗、靠近战场、期待归队"。三原则的运用在以后的战争中不断验证了它的有效性。例如:在 1982 年的黎巴嫩战争中,以军发生的战斗应激反应伤员在前线接受治疗的 72h 内归队率达 60%,168h 内归队率达 46%,而在家中休假治疗的,归队率仅有 11%。又如:第二次世界大战期间,美军在北非战场初期将此类伤员后送到远离前线的基地医院,但重回前线的只有 10%,在前线附近接受治疗的伤员归队率却达到了 60%。

在后来的多次局部战争中,该原则不断得到细化和完善,先后加入"简单"、"短暂"和"集中"原则。1999 年,美国防部第 6490.5 号指令规定战斗应激反应的处理应遵循 6 项原则,称为 BICEPS 原则,并一直沿用至今。美军在"沙漠风暴"行动中按 BICEPS 原则,使 99% 的发生战斗应激反应的伤员恢复战斗力并重返战场。

从外军的实践经验来看,战斗应激反应随着时间变化可以划分为三个比较明显的阶段:即刻反应期、急性期、慢性期。即刻反应期的黄金救治时间是 72h 以内,急性期的黄金救治时间是 168h 以内,在此时间段内,治疗的效果最好,归队率最高。如果在急性期没有恢复,就很有可能进入慢性期。根据战斗应激反应的这个特点,结合我军现有卫勤保障原则,将战时战斗应激反应伤员的救治划分为现场处置、早期救治和专科治疗。

(二)分级救治

通常对心理损伤伤员的救治分为三级,包括战现场处置、早期救治和专科治疗。

1. 现场处置

现场处置通常是在离前线较近的伤员集中点或营救护所内进行处置,由连抢救组负责,在1~2h内对前线战斗应激反应伤员进行简单分类,主要区分思想问题和精神、心理问题,排除生理伤病所致精神障碍。同时给予适当生理补充(包括食物和睡眠),引导伤员自我放松,不给药物,结合思想政治工作,鼓励其英勇作战,从而加快战斗应激损伤恢复。通过简单干预,大约有40%~60%的人能够很快恢复正常状态,重新投入战斗。此阶段留观6~12h能恢复归队者,经过处置不能缓解者,由卫生部门组织后送至上一级救治机构。后送的方式以前接为主。

2. 早期救治

早期救治通常是在战地旅(团)救治机构,收治"就地治疗"没有恢复,72h内可恢复的战斗应激反应伤员。由专职或兼职军医和加强在此层级的心理救援小组共同负责,主要工作是对心理损伤伤员进行初步诊断、简单处置和再次分类,着重把生理伤病、心理损伤、共病现象明确地区分出来。根据伤情进行群体或个体的应激和危机干预,经过治疗仍不能缓解者,后送至战役后方的精神病医院进行专科治疗。后送方式以前接或后转为主。

3. 专科治疗

通常在战役后方精神疾病医院或基地医院精神心理科,收治下一级救治机构后送来的精神、心理损伤伤员,此阶段专科医生需明确诊断并进行系统治疗。综合使用心理咨询、药物治疗、物理治疗等方法,治疗过程中定期评估,以便跟进病情的变化。治疗时间不超过1个月。治疗期间需要强调的是,不使用"伤病"的标识、穿着作战服装,并从多方面给予积极的鼓励、暗示和期望。如已确诊为精神分裂症、急性器质性精神障碍、创伤后应激障碍的伤员,应进一步后送至战略后方的专科医院。后送方式以后转为主。

从战斗应激反应伤员的分级救治中不难看出,战斗应激反应伤员的救治过程中应遵循"谨慎标识、逐级评估、分级留治、慎重后送"的原则,无论伤员被标记为哪种类型,都应该避免给出现心理应激反应的参战官兵附加"伤病"的标识,并从多方面给予积极的鼓励、暗示和期望,以此说明非正常环境下出现的非正常反应是正常的。其目的都是要最大化返岗率,从而有效维护部队战斗力。

随堂测试题：

1.【判断题】战斗应激反应是人的正常反应,但反应过度影响作战行动则为伤员。

    A. 正确　　　　B. 错误

2.【判断题】战术区战斗应激反应伤员不特别标识为明显伤员。

    A. 正确　　　　B. 错误

3.【判断题】战斗应激反应伤员一经识别应该马上组织后送。

    A. 正确　　　　B. 错误

参 考 文 献

[1] 陈健,邱云松.信息化战争制胜机理多面解析[J].军事学术,2016,4.

[2] 陈文亮.现代卫勤前沿理论[M].北京:军事医学科学出版社,2006,9.

[3] 陈文亮.信息化条件下作战卫勤保障特点[J].解放军卫勤杂志,2014,16(5).

[4] (德)克劳塞维茨.中国人民解放军军事科学院 译.战争论[M].北京:商务印书馆,1978.

[5] 房育玉,贾伟东,庄严.卫勤保障适应信息化战争的思考[J].后勤学术,2003,5.

[6] 冯正直,夏蕾.军人战争心理创伤特点研究与展望[J].第三军医大学学报,2017,39(15).

[7] 高广宏.浅论增强后勤官兵心理服务工作实效性[J].后勤学术,2016,5.

[8] 高宏杰,王家同,鱼敏.建立战时心理卫生保障体制的探讨[J].解放军卫勤杂志,2007,5.

[9] 顾仁萍,周锦明,陈国良.战斗应激减员医疗后送体制研究[J].解放军卫勤杂志,2016,18(5).

[10] 郭志文.卫勤学术研究方法与实践[M].北京:军事医学科学出版社,1995.

[11] 贺岭峰.战斗力生成视域中的战时心理防护机制的研究进展[J].第三军医大学学报,2016,38(1).

[12] 胡卫民,郭树森,卢福昱.战时军队成员心理卫生减员特点研究[J].人民军医,2016,59(9).

[13] 胡卫民,邬小军.论新形势下我军心理卫生力量建设[J].解放军卫勤杂志,2016,18(5).

[14] 李佳,汪陈应,邬小军.美军心理卫生服务工作的主要做法与启示[J].解放军卫勤杂志,2016,18(3).

[15] 李津强,马进,魏焕成.军事应激及其防治措施综述[J].华南国防医学杂志,2014,28(2).

[16] 李灵杰,李权超,谢玉茹.战场应激障碍诱发因素及防治对策[J].华南国防医学杂志,2010,24(2).

[17] 刘成刚,赵中华,陈超.维和任务区心理卫生保障及对我军的启示[J].人民军医,2013,56(11).

[18] 刘晓辉,崔淑芳.战斗心理应激反应的诊断及分级救护标准[J].国防卫生论坛,2004,13(1).

[19] 美国陆军部,郝唯学,等译.指挥官战斗应激控制手册[M].北京:军事译文出版社,2006,12.

[20] 劳伦斯,等,杨征,等主译.牛津军事心理学[M].北京:科学出版社,2014,1.

[21] 邱晓燕,郭树森.伊拉克战争中美军防治战斗应激反应的主要做法和启示[J].解放军卫勤杂志,2004,3.

[22] 石岐峰.论美军随军牧师心理服务工作的特点[J].军队政工理论研究,2012,13(3).

[23] 王谦,张雁灵.现代战争卫勤保障[M].北京:人民军医出版社,2013,12.

[24] 杨卓轶,郭树森,张树华.信息化条件下作战确定医疗后送体制的依据[J].解放军卫勤杂志,2014,16(5).

[25] 张军梅.美军官创伤后应激障碍研究及其启示[J].南京政治学院学报,2012,28(2).

[26] 张树华.战时卫勤保障学[M].北京:解放军出版社,2006.

[27] 张旺.抗美援朝战争期间志愿军心理服务工作的基本经验[J].东北军事学术,2013,3.

[28] 张燕.战术区心理损伤分级救治研究[硕士学位论文].重庆:第三军医大学,2007.

[29] 王晓军,孙家荣.基层部队心理服务工作[M].西安:西北工业大学出版社,2012.

[30] 陈松海.伊拉克战争中美军战场心理疾病对我军的启示[J].解放军预防医学杂志,2007,25(5):370-371.

[31] 戴斌武.抗战时期中国红十字会救护总队与抗战救护研究[M].合肥工业大学出版社,2012.

[32] 刘海龙.信息化条件下战斗应激异常反应及其预防[J].海军士官,2013,5:46-47.

[33] 张军梅.军人创伤后应激障碍与自杀研究[J].解放军理工大学学报,2015.16(3):87-90.

[34] 赵汉清,过伟.战时应激相关障碍防治进展[J].东南国防医药,2016,18(6):441-443.

[35] 张永清,景生保,邱家畅.军人个性与应激的相关性研究[J].中国社会医学,1993(3):11-13.

[36] 冯正直,王佳.战斗应激反应的研究进展及展望.第三军医大学学报,2019;41(4):275-281

[37] 顾雪辉,汤寅,孙金海.医院船远洋非战争行动医疗物资筹备[J].解放军医院管理杂志,2018,25(1):22-24.

[38] 郑兴锋,刘文宝,雷蕾.医院船海上卫勤联合演练检伤分类的组织实施[J].中华航海医学与高气压医学杂志,2018,25(3):201-203.

[39] 赵惠军,王亚林.医院船医疗设备管理探讨[J].医疗卫生装备,2017,38(10):146-148.

[40] 郭红霞,田少华,刘丽娇.着眼"一带一路"战略需求拓展深化大型医院船运用[J].海军军事学术,2017(2):14-17.

[41] 王美江,韩培辉.提升救护艇医疗队海上卫勤保障力的对策[J].海军医学杂志,2018,39(2):97-98.

[42] 王浩,郭丽霞,沈亚庭.救护艇医疗队海上应急救援演练体会[J].解放军医院管理杂志,2016,23(7):645-646.

[43] 梁伟,钱治军,汪志平.某卫生运输船医疗队海上救护模拟训练的探讨[J].中华航海医学与高气压医学杂志,2018,25(2):113-114.

[44] 阎勇,刘星明.卫生运输船卫生人员合理配置的研究[J].海军医学杂志,2017,38(4):289-291.

[45] 卢福昱,郭树森,胡卫民.英美军队战区内救护直升机分队编成比较与启示[J].人民军医,2017,60(12):1180-1183.

[46] 徐永平.救护直升机海外医疗服务飞行体会[J].海军航空兵,2016,44(1):28-31.

[47] 杜海舰,伍瑞昌,王运斗.地震医学救援救护直升机的优化配置研究[J].直升机技术,2014,178(1):16-21.

[48] 费伊,李法林,钟方虎.中国卫生飞机体系建设的思考[J].中华航空航天医学杂志,2013,24(2):146-149.

[49] 郑巨军.德国、奥地利两军卫生飞机建设特点及启示[J].航空军医,2011,39(3):108-110.

[50] 林一平.医疗救护无人机将大有作为[J].国际航空,2015(4):72-73.

[51] 许赟.以色列研制垂直起降无人机用于战场救护[J].国防科技情报,2010(5):21-22.

致　　谢

本书是国防大学《战场伤员医疗后送》慕课制作任务配套教材，是在课题组全体人员查阅资料、研讨提纲、编著撰写的讲稿基础上完成的，是在教研室全体人员帮助下克服重重困难的基础上完成的。

虽然不是什么鸿篇巨作，但却是凝聚了教研室同仁智慧与汗水的成果，也是大家团结奋斗的体现，在此感谢教研室全体教员的共同参与和密切的协作。

《战场伤员医疗后送》慕课经过审核批准，已经在军事职业教育平台上线运行，在急需课程排行榜名列前茅，得到广大官兵认可。在此，我们要感谢在申请立项时联合勤务学院机关的大力支持，感谢学院机关工作人员和督导专家组的精心指导。同时，还要感谢出版社辛勤的付出！

《战场伤员医疗后送》慕课团队

2019 年 9 月